自然醫學博士陳俊旭——著

吃錯了，當然會生病！

陳俊旭博士的健康飲食寶典【暢銷紀念版】

全家健康，就從改變飲食習慣開始！

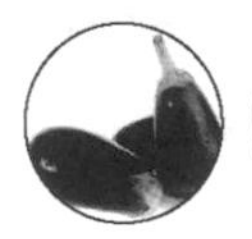
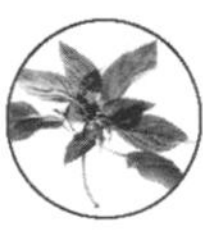
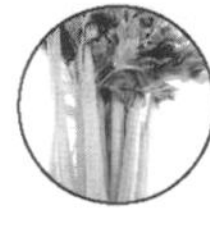
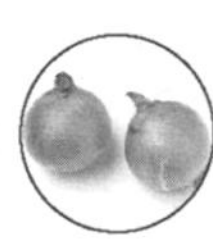
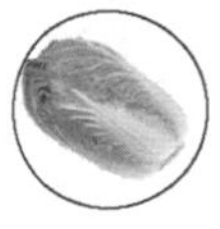

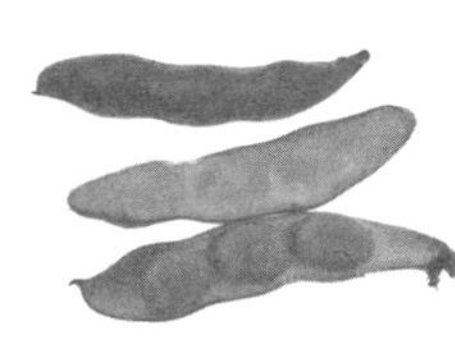

目錄

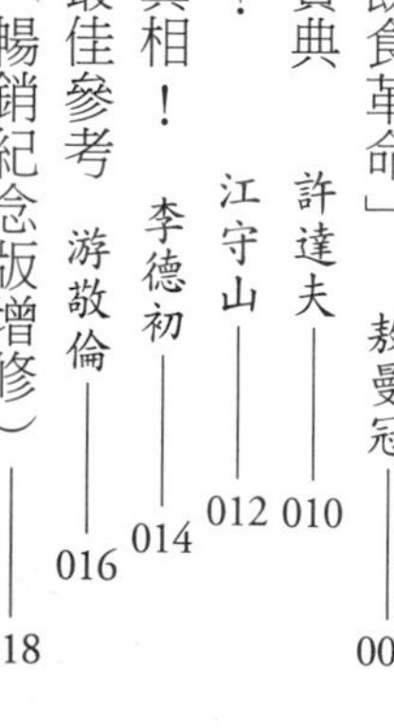

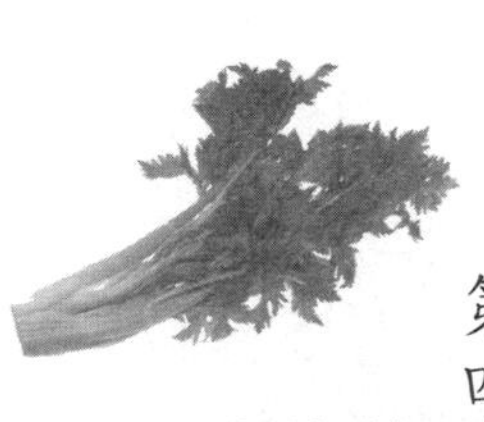

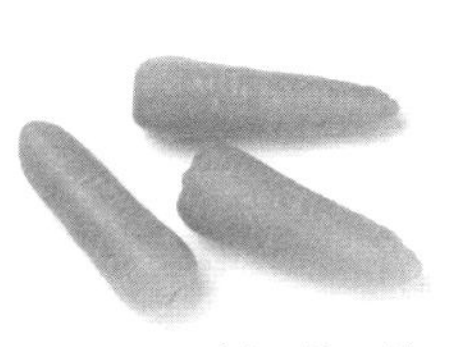

第六章：特殊疾病的飲食處方——227

附錄

本書相關精采活動，請洽服務電話：(02)27845368分機16

新自然主義書友俱樂部入會辦法，請見本書讀者回函卡。

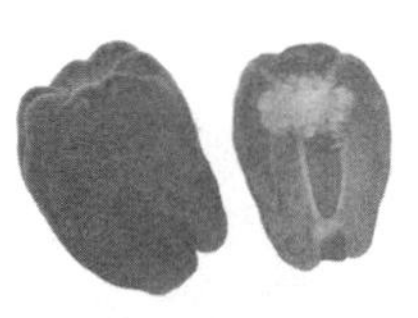

推薦序一

陳醫師帶給大家的「飲食革命」

古人說：「食色，性也。」「吃」是所有動物的本能，是與生俱來、本自具足、不假外求的能力。可是只有人類會、也最講究「吃」，除了各民族有其特有的料理外，各式佳餚食譜、營養食補處方、飲食指引等資訊，已充斥到令人眼花撩亂、甚至無所適從的地步。反過來再思考，人類到底會不會吃？本能要教導、要學習嗎？當江啟誠總經理送來陳俊旭醫師的大作，要求我幫忙寫一篇序時，我腦子裡閃過的第一個念頭就是：「坊間又增加了一本飲食的資訊，到底我們要知道多少吃的知識？有必要再增加一本嗎？」然而拜讀之下，竟然與內心共鳴到不忍釋手的地步。這是不同於坊間一般飲食的書，這正是現代人最需要的警世之音，是所有關心人類、關心健康的人必讀的好書。

疾病是隨著生活環境而變化的。我常常告訴我的病人：「你之所以生病，是因為你的生活病了，是因為你的環境病了。」人類在數萬年的進化中，身體的結構和功能沒有什麼大的改變，但是隨著科技的發展，工業化、機械化、電腦化，使我們的生存環境及生活方式起了巨變。陳醫師在書中帶我們穿越時空隧道，檢視在我們所謂進步的歲月中，已不知不覺遠離自然、忘卻本能，甚至在無知的殘害自己。書中更表明了，如果大家再不覺醒，我們將會不斷的剝奪後代子孫的資源和生存環境，這應是當前最迫切、最重要的課題。

常言道：「病從口入。」我們都知道，飲食對我們的健康影響至鉅。學營養的人常說：「吃什麼東西，就會變成什麼樣的人。」反過來說，「是什麼樣的人，就吃什麼。」因此，身體就是我們吃的東西變出來的。如果供應的原料不好，怎麼可能期待有良好的產品？這是顯而易見的道理。可惜的是，這麼重要的課題在醫學院醫師的培育中，卻沒有被教導。醫師們對飲食與疾病的關係、病人的飲食指導與建議，多半是不足或不夠專業標準的。對飲食有興趣的醫師，可能平常零星涉獵些不完整的營養資訊，更有些醫師單憑著一般常識及個人生活經驗，就對病人做些不當或是不關痛癢的飲食指導。面對這種醫學訓練的失衡，陳醫師這本《吃錯了，當然會生病！——陳俊旭醫師的健康飲食寶典》，應當為醫療同仁們手邊重要的參考資料。

食物是由環境中產生出來的，它牽扯到人心道德、經濟、政治、教育、農業、環保、風俗習慣等等一切社會的活動。因此本書處處流露出陳醫師悲天憫人的胸懷，它不但告訴個人如何吃、如何生活，更告訴一般大眾及為政當權者要如何淨化環境，怎樣營造建構一個健康的環境與社會。所以本書不只是一般大眾的生活飲食指引，也可作為公共衛生、環境保護、政策政令等規劃決策工作者的重要參考依據。

由書中提供的豐富資料，不難看出陳醫師治學之深、學養之豐以及良醫良相的胸襟。書中談到與每個人都有關的油、糖、蔬果、蛋白質、完整有機食物等，以及常見特殊疾病的飲食，譜出一幅對生活飲食相當完整的真知灼見。它的內容一定會深深吸引著每一個讀者。但是本書獨特之處，乃是陳醫師一再以身作則，提出自己的標準以及如何培養敏銳的自覺能力，這無非是希望大家意識到、並能恢復吃的「本能」。唯有如此，才能不困於爆炸性的資訊，才可化無窮盡的知識為吃的智慧。這應該是本書的最終目標。希望本書的問世，能由點到線到面，全面匡正大眾飲食的觀念，這將是全民之福。有幸並樂為之序。

振興醫院骨科部主任　敖曼冠

推薦序二

防癌抗癌必備的飲食寶典

陳俊旭博士是我在學習同類療法的指導老師。他教學熱誠、學識淵博，令人敬佩。陳博士將其有關飲食健康之道，以深入淺出方式，書寫成這一本《吃錯了，當然會生病！——陳俊旭醫師的健康飲食寶典》。當我有幸目睹這本書之後，覺得真是一本寶典。因為陳博士在書中鉅細靡遺地，從食物的污染、人類飲食改變的害處、氫化脂肪、精製糖類之劣質，談到有機食物之認證、為什麼要吃有機飲食，最後還提出很多種特殊疾病的飲食觀，包含癌症、降膽固醇、低普林、抗發炎等等，在在都給我們很多啟示，非常值得大家一再拜讀。

自從四年半前罹患癌症以後，我從大魚大肉、喝可樂，改變成有機素食及大量喝優質電解水後，不僅癌症得到控制，而且體重從過重的八十公斤，恢復到正常的六十九公斤，其他如膽固醇下降、痛風消失也都輕易達到。大多數醫師對罹患癌症之患者之飲食，只會告之「準備開刀化療，要吃高蛋白」。事實上，醫師通常沒有學過營養學，因此經常給予病患錯誤之指示。另一方面，不少食療專家也過分重視所謂營養素，而忽略了人體之吸收及利用功能。

事實上，人體是很完整、很完美的，只要不去破壞它，當任何好的營養入口，人體會隨著體內細胞之需要來決定如何吸收及利用。不是吃什麼就可以得什麼，從口腔開始到細胞吸收，這其中包括胃的殺菌、酵素分解、營養素之間之平衡、腸胃免疫系統之監控、肝臟之解毒、血液之循環，最後還要看細胞是否正常運作。因此營養之獲得，不只是營養素而已，而是「全人」的功能發揮。

罹患癌症的人，一方面陷入極度恐懼、緊張之中，一方面是六神無主、道聽塗說；不是把生命交給醫院、醫師，接受有毒的化療殘害身體，就是到處購買坊間所謂「抗癌」食品或營養素。四年半來，我拒絕醫院之化療、手術，走上所謂自然療法，與至少兩千位癌症病人分享其經過，深知正確之知識非常重要。無論是醫院治療或另類療法都有其優、缺點，吾人應有智慧取其優點、避其缺點。此時此刻，陳博士這本《吃錯了，當然會生病！——陳俊旭醫師的健康飲食寶典》之出版，正是時候。相信所有普羅大眾，尤其癌症病人，可以從此書中得到正確的飲食觀。

許達夫自然醫學診療中心負責人　許達夫

推薦序三

九八%的人都吃錯了！

大家都知道「病從口入」這句話，只是這個描述稍嫌過份消極。飲食對於人的影響其實不止於此，古人說「人如其食」才能真正表明飲食與人密切的關係，因為，即使是飲食中的脂肪成分，也都會進入乳汁、皮膚。我個人從西方醫學的學習背景，因緣際會去賣魚，聞者無不張口結舌，轉折之大，乃因了解飲食對於健康巨大的影響也。

看到陳醫師寫的這本新書《吃錯了，當然會生病！——陳俊旭醫師的健康飲食寶典》，將現代人飲食通病精闢分析，尤其他能將民眾常見的錯誤認知作了以證據醫學為基礎的反駁，例如「牛奶是給牛喝的」，以及討論「素食有益健康？」等章節，都足以發人深省。

日前，我宴請密西根大學許振興教授。席間，許教授問了一個讓我面紅耳赤的問題：「為什麼台灣的電視及報紙到處都是騙人的醫療資訊及廣告，為什麼沒有政府機關來取締？」現今很多人在各種媒體大發議論，卻沒有任何根據，令一般民眾滋生混淆，無所適從。陳醫師言有所本，不愧為國內資歷最完整的自然醫學博士。今天，陳博士願意從治病前進到預防醫學，由飲食幫助民眾獲得健康，跟我一樣是個不畏艱難的傻瓜，所以就由我這個傻瓜來寫個序。

腎臟科名醫、「江醫師健康舖子」執行長　江守山

推薦序四

讓你一次看清飲食的真相！

西方人說：「**You are what you eat!**」你吃什麼，就變什麼！等同於中國人說了幾千年的一句名言：「病從口入」。在九十年代，美國統計了他們死亡最主要的原因，第一名就是飲食不當及運動不當。

陳俊旭博士（**Naturopathic Medical Doctor**）從美國自然醫學最頂尖的巴斯帝爾大學（**Bastyr University**）畢業，在美國又有針灸師、中醫師、復健師、自然醫學醫師（**Naturopathic Physician**）的資格，臨床經驗十分豐富。自然醫學的原則是以預防、教導病患、不用有毒害的藥物、不開大手術、無化療放療為主，是最合乎從古至今人類的醫學哲理。從自然的定律中學得與之和諧共生的「健康真律」，實實在在貫徹了「上醫醫未病」的名訓。

那麼，要如何找到一個不開藥給病人、又能教病患自癒的醫生呢？在這本《吃錯了，當然會生病！——陳俊旭醫師的健康飲食寶典》中，就明明白白指出了幾個重點。包括加工精製食品的禍害、油、蛋白質、澱粉、醣類、水的重要及什麼是完整食物及抗病的飲食。讓你一次看清飲食的真相！

這不是危言聳聽，是造福大眾的金科玉律。是一本該一傳十、十傳百的好書。

好樣診所院長、德國 MORA-ELH 亞洲指定教授 李德初

推薦序五

學習「飲食密碼」的最佳參考

健康的價值，在於全方位提升與發揮生命的能量；而飲食，正是提供生命能量最重要的一環。百年來科技的迅速發展、環境污染、生活壓力、與社會結構改變，如今我們的飲食方式已與老祖宗大不相同。人類經由千百萬年演化而來的生理機轉，似乎並不怎麼適應現代人的飲食習慣——目前威脅人們生命與健康最大、耗用醫療資源最多的疾病，從癌症、心血管疾病、高血壓，到糖尿病、高血脂症、高尿酸血症等代謝性疾病，幾乎都與飲食脫不開關係。然而傳統中華醫學「醫食同源」的觀念，希波克拉提斯在《關於飲食》中講到「沒有醫生，大自然可以做到」，均闡明由飲食來探究通往健康道路的重要。近年來，許多崇尚清淨自然的飲食主張興起，如素食主義、輕食主義、慢食主義、樂活 **LOHAS**、蔬果五七九等等，也為人們帶來不少的啟示。

飲食可以是種需求、轉化成享受、累積成習慣、演變成文化，可以是科學，尤其是與健康及醫療相關的科學，更是一個龐大的產業。因此，追求健康飲食就不單單只有常見的「少油、少鹽、少糖、多蔬果、多纖維」等概念所能涵蓋。面對不同來源與生產背景的食材、複雜的食品添加物、防不勝防的污染、隨手可得的垃圾食物以及廠商無所不在的促銷，我們需要更多的知識與智慧來為自己作選擇。陳俊旭博士在這本《吃錯了，當然會生病！——陳俊旭醫師的健康飲食寶典》中，將人類百年來飲食的演變到現代飲食的迷失與解決之道，如抽絲剝繭般娓娓道來，並且融入生活中的切身問題，使得不論是將此書當作題庫般尋找答案，或是從頭至尾仔細精讀，均是學習「飲食密碼」的極佳參考資料。陳博士特別提到的「培養敏銳自覺能力」，更是提示大家體驗「健康的原動力，竟是源自於自己」——唯有使自己更敏銳些、更用心些、更接近大自然些，那麼離健康也就更近一些。

隨著人們對生命更深的覺醒，健康將成為一種時尚、一種生活方式，並且以「取之於自然、用之於自然」的態度，尋求對地球、對人類、對自我的永續經營。當已經擁有太多物質世界的供養後，每個人將有機會展開一場追求身、心、靈合一的旅程。而《吃錯了，當然會生病！——陳俊旭醫師的健康飲食寶典》，正是在支援這樣一個美好旅程的開始。

龍合骨科診所院長、台大醫院兼任主治醫師　游敬倫

自序

感謝讀者的大力支持（暢銷紀念版增修）

這本書真的是「無心插柳、柳成蔭」。原本以為只要賣五千本就夠了，沒想到十一年來賣了三十五萬本。當時成立的「陳博士聊天室」部落格，共有四百萬人次造訪。最近發現我一支在 **YouTube** 上的演講片段，居然有四百萬人點閱。這些都是我在寫書時，做夢都沒想到的事。

這本書讓我「不務正業」，我的本份應該是在診所裡看病人，但因為這本書很受歡迎，這些年來我受邀千餘次上電視和廣播、接受採訪、到處演講，足跡遍佈星、馬、台、美、中各地。

我的人生因為這本書而變得更加豐富、也更加有意義。身為一個醫者，在診所裡面，一次只能看一個病人，但走到螢光幕前、走到講台上、透過出版業，效率就提高萬倍。很多素昧平生的人，因此重獲健康，我也認識很多志同道合的好朋友，大家互相支持，讓我在推廣自然醫學這條路上，不覺得孤單。面對這一切的恩典，我除了感謝，還是感謝！

回顧十一年來，透過這一本書，我從臨床跨足到出版、媒體、教育、研發、生產，我在二〇一〇年成立了「台灣全民健康促進協會」，不定期舉辦免費健康講座。同年，也在美國成立了「健康之音」廣播，每週固定和聽眾在網路上見面，至今已累計三百集內容。雖然我的診所在二〇〇九年搬到加州，但我常告訴聽眾，不要找我看診，因我把大部分重要觀念都寫在書裡，只要用心讀、反覆讀，認真執行，健康就會改善，真的有疑難雜症再來找我。

傳播真實正確的健康知識

我書中的觀念通常會領先醫界和營養界很多年，例如這本書提出「雞蛋一天吃幾顆都可以」、「總膽固醇高低不重要，要看比值」、「市面上**90**%的油都是壞油」、「反式脂肪應該全面禁止」、「食物四分法」、「烹飪溫度不要超過冒煙點」、「高醣飲食對身體有害」、「多吃好油」、「不吃人工維他命」等等，當初提出時，都是比較前衛、甚至另類的看法，但現在大家應該都已經知道，其實這些都是正確的知識。

我本來打算寫完二十本書就可以退休，但目前出版了十本，卻發現需要做的事更多了，因為華人的健康越趨惡化，而資訊爆炸的這個年代，網路上充斥太多錯誤的健康資訊，一般民眾沒有分辨的能力，以訛傳訛的現象過於氾濫，所以二十本書不夠，甚至我要藉用現代科技，更精確服務大眾。

二〇〇六年，我常應邀在台灣四處演講。現代人健康越來越差的原因，主要是出在飲食，所以我常在演講中說：九五％以上的現代人都吃錯了。然後我竭盡所能，把我所知道的講給大家聽。講著講著，這本書就在多次的演講中，慢慢地成型了。

這本書是在談飲食。我不是要刻意寫這本書，我是要寫一本拯救台灣人健康的書。不過，我客觀分析台灣人健康惡化的原因，歸納出五大因素，依序為飲食謬誤、毒素氾濫、壓力過大、作息紊亂以及運動缺乏。其中，又以飲食的迷思最為嚴重，但是卻沒有人出來傳播。所以，我就決定要把正確的知識寫出來。

我為何選擇自然醫學？

二十幾年前，我還在台大醫學院就讀時，就對另類醫學非常感興趣。原因無他，因為西醫對我自己和家人的健康問題早已束手無策。從小，我就有過敏的問題。從小學五年級開始，看遍中、西醫，吃類固醇吃到月亮臉。有一陣子，每週兩次要去耳鼻喉科，醫師用鐵條塗藥插到我的鼻腔深處。但是折騰幾年下來，嘗遍各種方法，症狀不但毫無起色，還因為使用過多西藥，為了壓抑鼻子過敏的問題，反而變成氣喘。當時，我深深體會到不能呼吸是一件多麼痛苦的事。醫師說，這是體質的問題，一輩子就這樣子，不會好了。高中時，吃到一罐中藥膏，症狀有些緩解，這是我第一次感受到症狀改善，也讓我發現中醫竟然比西醫有效。所以，考上大學後，我第一件事情是加入針灸社，沉浸在中醫的浩瀚領域中。半年後，靠著一根針，把自己三年多的胃潰瘍治好了，並且從此之後不再復發。不久，我被推選為社長，四處舉辦講座與義診，累積了許多寶貴經驗。後來還發生了許許多多的故事，甚至一度被西醫放棄，由於篇幅有限，細節就不多說了！

幾年後，我到美國去工作，擔任復健中心的治療師。我的助手告訴我，她以前曾在ND（自然醫學醫師）的診所當助手，我才知道，世界上居然有自然醫學這門學問，而且這正是我要的。不但如此，她告訴我，全世界最好的自然醫學大學，就在我家附近。這時我才明瞭，上帝要我從佛羅里達搬到西雅圖來，原來有祂巧妙的安排。

所以，我毫不猶豫補修學分，經過申請、甄試，一年後順利進入巴斯帝爾大學就讀。在美國唸醫學院不但課業繁重，而且開銷很大，還要養活妻小，壓力雖然大，但是我樂在其中。因為我對自然醫學充滿興趣，再怎麼忙也不覺得累。我深深知道，現代西醫已走到了瓶頸，自然醫學不但能幫助我和家人，也可以突破現狀、幫助全人類。

台灣人的健康通病

我在美國成家立業，住了十二年，二〇〇四年返回台灣。我的家雖然在美國，但我的根卻在台灣。我之所以回台，是要把所學回饋給台灣同胞，幫助大家提升健康品質。很多親友都告訴我，我是頭殼壞掉才搬回來，因為他們知道我在美國的看診費不便宜，日子過得很愜意。但是，人在美國時，我時常惦念台灣的親朋好友，希望他們身心健康，幾經思考之下，我還是決定拋開一切回到台灣。回來後我卻發現，大家的健康實在比我想像中的還差，但以我一個人的力量，要照顧所有的人，猶如螻蟻推車，實在心有餘而力不足。於是，我只好把大家的健康問題加以分析，寫成這本書。我堅信，只要飲食觀念和方法正確，慢性病至少會好一半以上。

台灣人非常渴求健康，每年花二百億從直銷公司購買健康食品，另外，從其他管道購買營養補充品也有好幾百億。比較可惜的是，台灣有許多健康知識並未與世界同步，這一方面是受到語言障礙的影響，大多數民眾無法透過英文，靈活收集國外的資訊，而是依賴少部分的專家作翻譯的橋樑，所以形成有限的資訊不斷在島內原地打轉，沒有充分與國外互動。另一方面是國內的醫療體系過於保守，既得利益者設定不合情理的法規來排擠其他另類醫學的發展，使世界級水準的另類醫療專家不願意來台灣發展。再者，台灣的民眾過於忙碌，沒有耐心去深入了解健康知識，反而容易輕信誇大不實的廣告。總而言之，現代人的忙、盲、茫，要求速效、沒耐心、追逐流行、健忘，是不爭的事實，而這些特性，都不利於真實、正確知識的推廣。

如何使用本書

這本書不是人云亦云的剪貼之作，而是把我多年在國內外醫學院所學、參考非常大量的科學論文與統計資料，全部重新組合，去蕪存菁，再以一種比較有親和力的方式呈現出來。來源雖然艱深，但我已盡力簡化，希望只要國中程度以上，就可以看得懂，以達到普及大眾的原初立意。更重要的一點是，書中的知識大多經過我的親身體驗與臨床驗證，經得起時間的考驗。

閱讀本書有三種方法。第一種是從第一頁唸到最後一頁。第二種是從目錄中，挑你喜歡的章節唸。第三種是從書末的索引中，挑有興趣的專題跳著唸。這本書也是我給病人的工具書，我會在看診完畢時，要求病人回家唸第幾頁，照著做，有問題下次來再討論。如果你是醫護人員，我建議你也可以請病人看這本書，只要照著書上教導的原則去作，身體的復原一定會出乎你預料之外地快。

本書的立場

本書的目的在教育，而非診斷。診斷的工作看似簡單，其實相當複雜，所以法律規定必須醫師才能下診斷。書中你可以吸收到豐富的健康知識，但在關鍵時刻，請專家為你做檢驗和診斷還是很重要。你到底該吃哪一種飲食，最保險的辦法是找專家判定，最危險的方法是道聽塗說。西諺說：「一個人的良藥可能是另一人的毒藥」，因為每個人體質不同、生活環境不同，所以適用的飲食方法或天然藥物也不盡相同，因此大家不要迷信哪一種飲食可以適用全部的人。

本書的撰寫，不受任何廠商或財團的贊助，立場盡量保持中立，資訊盡量客觀，但出書匆促，若有任何錯誤，歡迎各方賢達不吝指正，以便再版時修訂。有任何問題或演講邀約，請洽「台灣全民健康促進協會」(02)7741-6766。

二〇一八年五月

人類一百年來的健康演變

第一章

人類一百年來的生活越來越舒適便利，但健康狀況卻越來越糟；不僅體力越來越差，疾病越來越多，許多以前罕見的疾病，現在更幾乎成了流行病。這都和生活形態和飲食文化的改變有密切的關係。

人類與大自然一向是和平共處的，但最近一百多年來，卻發生很大的轉變。電燈的發明，使人的睡眠時間縮短；汽車的發明，使人運動量減少；化學工業的蓬勃發展，嚴重污染了地球；抗生素、類固醇以及種種人工藥物的發明，雖然暫時壓抑了疾病，卻也衍生出許多副作用；現代化農業的進步，看似頗有效率，實質上卻少了營養、多了毒素。

美國重大疾病排行榜

人類一百年來的生活越來越舒適便利，但健康狀況卻越來越糟；不僅體力越來越差，疾病越來越多，許多以前罕見的疾病，現在更幾乎成了流行病。

以美國來說，美國是全世界科技業與醫藥業的龍頭老大。汽車、飛機、電視、電腦、手機、抗生素、類固醇、避孕藥、器官移植、原子彈、微波爐、漢堡……，通通都是美國人發明的。現代西醫使用手術與人工藥物，它的歷史不過一百多年，而它的發源地也是美國。

美國人帶來了世界的繁榮與便捷，卻也因此改變了人類的健康結構。首先，讓我們來看看美國人自己的健康，一百年來發生了什麼改變。在一九〇〇年時，美國成人的癌症罹患率是二十七分之一，到了二〇〇〇年，卻劇升到二分之一，換句話說，每二個美國人就有一個會罹患癌症；糖尿病罹患率則由一九〇〇年的二%提高到現在的一〇%；肥胖與過重者的比例，更由一九〇〇年的二五%竄升到現在的六五%，各種慢性病罹病率增加的速度令人咋舌。根據美國 CBS 新聞報導，二〇〇〇年，美國人花在減肥產品上的費用高達三百五十億美元，相當於一天三十億新台幣，但肥胖的人卻越來越多。肥胖，已成為現今美國人最大的問題之一。

許多一百年前不常見的慢性疾病，例如：高血壓、腦中風、心臟病、氣喘、過敏、癌症與自體免疫系統方面的問題……，也在這一百年內陸續出現而且迅速普及開來。其中最嚴重的疾病，是高居癌症排行榜前兩名、男性的前列腺癌、直腸癌與女性的乳癌、子宮頸癌。

癌症的成因和飲食大大有關

前列腺癌、直腸癌以及乳癌、子宮頸癌，都和飲食中的毒素與脂肪有密切的關聯。另外，子宮頸癌還和疱疹病毒有關。

直腸癌的成因很容易理解，通常是蔬菜水果吃得太少，肉類和油炸物吃得太多，食物留在腸道內的時間過久，腐敗之後產生毒素，持續刺激直腸壁，日積月累使得腸壁細胞突變，導致直腸癌。因此直腸癌患者通常會有偏食與便秘的習慣。

前列腺則是個一般人比較陌生的器官。它有某種奇特的天然屏障機制，讓很多西藥進不去，所以一旦發炎，抗生素便不易產生作用。但奇怪的是，前列腺卻很容易讓脂肪進入，所以肥肉吃多了，不只是油脂，連裏面的雌激素、生長激素、自由基、重金屬、農藥、戴奧辛與其他脂溶性毒素，統統被帶進前列腺，持續刺激前列腺，使它產生腫大、發炎、老化、受損甚至癌化的現象。這是因為飲食中常吃「壞油」導致的結果，如果吃的是

「好油」，就可常保前列腺的健康。(「好油」與「壞油」的判別，將在以後的章節中詳細解說)

至於女性癌症方面，牛油、豬油、雞油中的人工雌激素，吃了之後會刺激第二性徵如乳房、子宮等部位，造成初經提早、乳房發育提早等現象，所以現在的小女生都發育得越來越早，中國大陸就有六歲女娃就來初經的例子，可以說都是人工雌激素惹的禍。而油脂中過多的人工雌激素與毒素，便是引發乳癌的最重要原因之一。

台灣十大死因的戲劇性轉變

至於台灣的情形又是如何呢？我們不妨從歷年來台灣人的十大死因來觀察。民國四十一年，台灣人的十大死因依序為腸胃炎、肺炎、肺結核、心臟病、中樞神經之血管病變、周產期死因、腎炎、惡性腫瘤（癌症）、支氣管炎與瘧疾。民國七十一年，惡性腫瘤已由第八位攀升至第一位，位居第二至第十位的死因分別是腦血管疾病、意外災害、心臟病、高血壓、肝病、支氣管炎與氣喘、結核病、肺炎與自殺。到了民國九十一年，十大死因排行榜則為惡性腫瘤、腦中風、心臟病、糖尿病、意外事故、肝病、肺炎、腎臟病、自殺和高血壓。從以上資料可知，癌症已連續二十七年蟬連台灣十大死因第一名；每隔八分鐘，就有一人死於癌症。

歷年來台灣地區十大死因一覽表（腸胃炎→肺結核→癌症）

	民國41年	民國51年	民國61年	民國71年	民國81年	民國91年
1	腸胃炎	肺炎	腦血管疾病	**惡性腫瘤**	**惡性腫瘤**	**惡性腫瘤**
2	肺炎	中樞神經系之血管病變	**惡性腫瘤**	腦血管疾病	腦血管疾病	腦血管疾病
3	結核病	腸胃炎	意外傷害	意外傷害	意外事故	心臟疾病
4	心臟疾病	心臟疾病	心臟疾病	心臟疾病	心臟疾病	糖尿病
5	中樞神經系之血管病變	**惡性腫瘤**	結核病	高血壓性疾病	糖尿病	意外事故
6	周產期之死因	周產期之死因	肺炎	慢性肝病及肝硬化	慢性肝病及肝硬化	慢性肝病及肝硬化
7	腎炎及腎水腫	結核病	支氣管炎、肺氣腫	支氣管炎、肺氣腫及氣喘	肺炎	肺炎
8	**惡性腫瘤**	意外傷害	肝硬化	結核病	腎炎、腎徵候群及腎變性病	腎炎、腎徵候群及腎變性病
9	支氣管炎	自殺	高血壓性疾病	肺炎	高血壓性疾病	自殺
10	瘧疾	腎炎及腎水腫	腎炎及腎水腫	自殺	支氣管炎、肺氣腫及氣喘	高血壓性疾病

綜觀台灣五十多年來死亡原因的演變，疾病種類與罹病比例確實產生很大的變化。在民國四十一年的時代，名列死亡原因前三名的是腸胃炎、肺炎與肺結核，皆屬傳染性的疾

病。這樣的結果不難理解，因為當時的衛生條件較差，所以傳染疾病橫行，因難產而不幸喪生的婦女也不在少數。從民國五十幾年起，台灣經濟起飛，電冰箱與抽水馬桶漸漸普及，衛生習慣越來越好，飲食習慣逐漸西化，工業污染漸漸嚴重，因此傳染病致死案例逐漸減少，取而代之的是與飲食習慣、環境相關的疾病，例如癌症、腦中風、心臟病、糖尿病、氣喘……等等。

早期台灣人多死於傳染疾病

我們如果再往前追溯，一百年、甚至更早之前的台灣人健康狀況又是如何呢？

清朝時期，從中國大陸來到北台灣開採硫磺的郁永河，看到家中的僕役一個個病倒，曾經感嘆地說：「人言此地水土害人、染疾多殆……余初未之信，居無何，奴子病矣！諸給役者十且病九矣！乃至庖人亦病，執爨無人……病者環繞，但聞呻吟與寒噤聲……安得遍藥之？」

到了一八九五年，台灣的衛生條件仍然不是太好。根據日本〈征台役〉的記載，日軍攻打台灣之際，日方傷亡人數不多，戰死者一百六十四人，傷者五百十五人，但生病者卻有二萬六千零九十四人，因病致死者更多達四千六百四十二人，病死的竟然是戰死的二十八倍之多！

從以上史料可以清楚看出，當時台灣衛生條件之窘境，以及傳染病之猖狂。其實，台灣並非「瘴癘之鄉」，只因為屬於亞熱帶氣候，溼度與溫度都很高，很適合蚊蟲與病菌的生長，從北方來的大陸人和日本人，在水土不服以及蚊蟲、老鼠的侵襲下，才會染病。只要度過兩三年的適應期，改善環境衛生，融入當地的飲食與作息，漸漸適應溼熱的氣候後，便會發現台灣的確是一個氣候宜人、物產富饒的美麗寶島。

有鑒於征台一役官兵病死者眾多，一八九五年日本人佔領台灣後，第一件事便是設立台灣病院，也就是台大醫院的前身。緊接著，在一八九六年設置自來水供水系統、一八九九年興建下水溝，一九〇五年規定全台每年兩次春秋大掃除。如此多管其下，日本人把台灣的鼠疫、霍亂、瘧疾、天花、白喉等傳染病防治工作做得相當成功。後來，第二次世界大戰摧毀了許多醫療設施，造成傳染病的另一次猖獗，國民政府來台後，防疫工作不敢鬆懈，鼠疫、霍亂才迅速被撲滅。至於瘧疾，因為威脅嚴重，在全面噴灑ＤＤＴ後，才於一九六五年根除。

基本上，在一九五〇年代以前，台灣人的健康問題在於傳染病。如果排除傳染病這個問題不看，其實當時的人身體相當硬朗，體能非常好，而且很少有現代人高血壓、心臟病、糖尿病、癌症、過敏、氣喘等等問題。許多人不求甚解，以為從前的台灣人生活過得很苦、很可憐、很落後，所以死了很多人，現在的生活越來越進步、也越來越舒服，疾病得以醫治，所以越來越好。但我的看法卻非如此。我覺得台灣人以前的飲食內容很不錯，生活習慣、運動量和文化條件也都相當有益健康，只不過衛生條件較差，很多人因為罹患傳染病而死。能夠活下來的人，如果奉行從前的飲食與運動習慣，身體都維持得非常健康、勇壯。客觀來說，老一輩的身體，都比我們這一代還要健壯、耐操。

威脅現代人健康的隱形殺手

所以，台灣幾十年來十大死因的演變，簡而言之，就是從急性的傳染病演變成慢性的癌症和心血管疾病等等。至於肝病，也就是所謂華人的「國病」，不論是中國大陸或台灣，都非常盛行。到底為何華人的肝臟這麼脆弱，原因眾說紛紜，有歐美學者懷疑是環境毒素所造成，是否如此，仍有待查證。而腎病，多是服藥過度與高血壓、糖尿病失控所引起。肺病則多源自於抽菸、吸入過多二手菸、或空氣污染等等。肝病、腎病、肺病皆有其成因，所以大致說來，十大死因沒有明顯成因的就是腫瘤、心血管疾病和糖尿病這三大類。而這三大類疾病，究其成因其實都和飲食脫不了關係。

以往威脅我們生命安全的傳染病（包括鼠疫、霍亂、瘧疾、天花、白喉），如今應該是得到妥善控制了，但該擔心的是，現代這些十大死因的隱形殺手，我們該如何防範？

為台灣人的健康把脈

症狀一：九五%的人處於疾病或亞健康狀態

根據世界衛生組織估計，七五%的現代人處於亞健康狀態，身體有疾病的人佔二〇%，真正健康的人只佔五%。台灣屬於地球村的一員，自然也不例外。二〇〇五年，我因工作需要，對台北市上班族做過調查，發現只有四%的人健檢報告沒有紅字，其餘

2005 年台北市某一上班族群的健檢報告統計

① 婦科超音波異常 68%	⑪ 高血壓 12%
② 腹部超音波異常 49%	⑫ 心電圖異常 11%
③ 高血脂 46%	⑬B 型肝炎帶原 10%
④ 脂肪肝 44%	⑭ 貧血 7%
⑤ 卵巢囊腫 36%	⑮ 子宮內膜增生 6%
⑥ 體脂過高 32%	⑯ 尿酸過高 4%
⑦ 子宮肌（腺）瘤 24%	⑰ 肝血管瘤 4%
⑧ 尿蛋白 21%	⑱ 膽囊息肉 4%
⑨ 尿潛血 18%	⑲ 邊緣性脾腫大 2%
⑩ 肝指數異常 17%	⑳ 膽囊結石 2%

九六％則多多少少有血脂過高、脂肪肝、肝指數異常、貧血、子宮肌瘤、子宮內膜異位、心電圖異常、血尿、蛋白尿、尿酸過高……等等問題。在此要提醒大家的是，健檢報告沒有紅字並不代表真的健康，因為有許多身體的小毛病，例如慢性疲倦、腰痠背痛、頭暈、頭痛、耳鳴、失眠、經痛、免疫力下降、腎上腺疲乏、黴菌感染、腸胃功能紊亂、過敏、更年期症候群、泌尿道感染、手腳冰冷……等等，是機器查不出來的。因此，上述上班族群真正健康的比例，其實比四％還要更低。

你知道台灣人最常見的健康問題是什麼嗎？(1)過敏：根據八百位市民隨機取樣的調查發現，七八％的台北市民有慢性食物過敏現象，但自己通常並不知道。(2)氣喘：長庚醫院在二〇〇二年調查發現，台北市小學一年級生氣喘比例高達一九％。⑶皮膚炎：衛生署國民健康局估計，全台灣受異位性皮膚炎所苦的人高達三百萬人。⑷肝炎：根據省立新竹醫院於二〇〇二年為七千二百五十五人所做的免費篩選結果，證明B型肝炎帶原者佔一七．五％，C型肝炎帶原者佔四．五％。此外，調查亦發現，脂肪肝的罹患率已達二五％。⑸肥胖：二〇〇二年衛生署調查發現，女性肥胖比率為一三．四％，男性肥胖比率則為一九．二％。⑹惡性腫瘤：如前所述，癌症已連續二十七年蟬連台灣十大死因榜首，佔死亡人數二四％，平均每八分鐘就有一人死於癌症。而台灣女性得乳癌的年紀，也比歐美國家低很多。⑺糖尿病：台灣的糖尿病患者約有一百萬人，但健保局計算，只有五十萬人就醫，其中更有高達九〇％的患者血糖失控，是造成台灣洗腎率全世界第二名的主因。⑻憂鬱症：根據成大醫院調查一千三百九十四人發現，台灣憂鬱症人口已達七％，其中高達七〇％不曾就醫。

以上種種數據報告都明顯告訴我們，台灣人的健康已經亮起紅燈。你不妨自我檢視或看看身邊周遭的人，便可發現有上述困擾的人不在少數。到底是什麼原因造成台灣人的健康普遍出現問題呢？

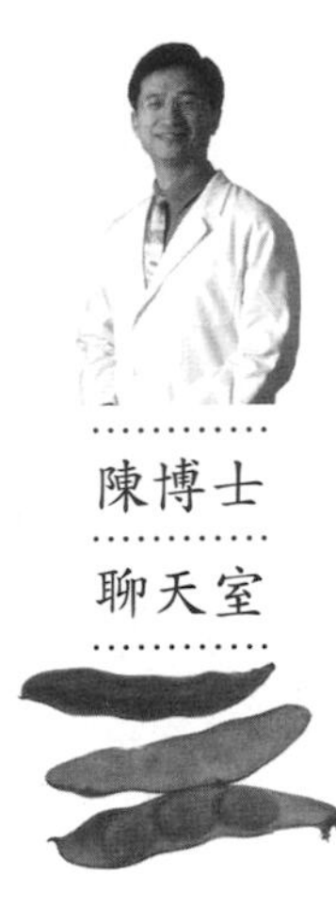

慢性病年齡層逐年下降

台灣近五十年來的經濟發展結果，使人們的生活形態大大改變。出入有機車、汽車、捷運，上下樓搭電梯，洗衣服有洗衣機，夏天吹冷氣，上班打電腦、下班看電視，大人上網、小孩打電動，上下學都有專人接送……，長期依賴科技產品、缺乏運動的結果，使大人與小孩都越來越嬌弱不堪，罹患慢性疾病的人口不但日趨增多，年齡層也有逐漸往下降的趨勢。

症狀二：慢性疾病控制率差

雖然台灣的醫藥科技發達、健保普及，但上述的慢性病不但氾濫，而且控制率相當不好。四十歲以上的成年人，一百個人當中有二十五個有高血壓，但血壓控制在正常值一四〇／九〇之下的只有四個，換句話說，有二十一個失控。四十歲以後，一百個人當中約有十個罹患糖尿病，其中空腹血糖控制在正常值一二〇之下的，不到一個。這是很可怕的數字，因為血糖失控代表日後罹患末梢神經病變、也就是視網膜病變、失明、蜂窩性組織炎、截肢……等等的機率高達六〇%至九〇%。為什麼台灣有這麼高比例的人高血壓或糖尿病失控呢？根據我的觀察，很多人是因為忙於家庭或事業，無暇顧及自己的健康，而且這些病不痛不癢，一時也死不了，許多患者便抱著得過且過的心理。另外有些人的確有心要追求健康，但可能因為教育程度較低、醫療資源不足、衛教工作做得馬虎、沒有徹底改變錯誤飲食習慣與生活型態，所以也未能做到很好的控制。

不論如何，失控是一個事實。長期高血壓與高血糖，都會直接破壞腎小球，使腎臟失去功能，也是造成台灣洗腎率高居全世界第二名、人口洗腎攀升率全世界第一名的主要原因。

除了生理疾病之外，心理疾病的控制率也不好。世界衛生組織認為，憂鬱症是現代化社會第二昂貴的疾病，因為會失去國民生產能力又耗費社會資源。台灣的憂鬱症患者就醫率偏低，也是造成失控的原因。

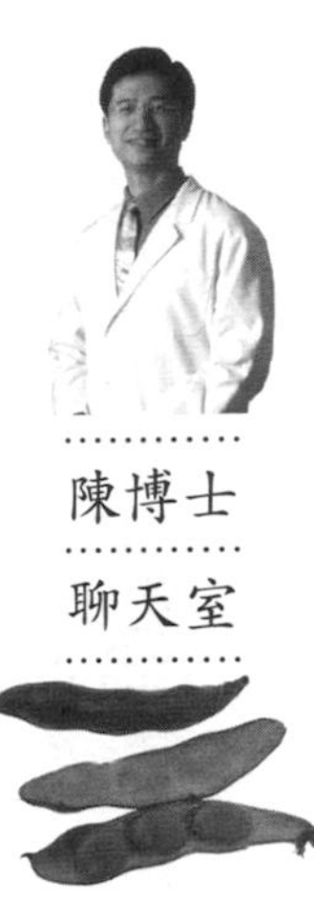

什麼是「生活習慣病」？

現代化社會產生的慢性疾病有高血壓、心臟病、糖尿病、中風、癌症、痛風、氣喘、過敏、自體免疫疾病……等。這些慢性病在五十年前的台灣社會很少發生，如今因為飲食與生活型態的改變，才使罹患者越來越多。因此，日本國會將這些疾病命名為「生活習慣病」。

症狀三：藥物濫用情況嚴重

我曾在美國的老人復健中心擔任治療師多年，發現老年人服用西藥的現象非常普遍；美國九〇%的醫療開銷，花在每個人生命的最後幾年。據估計，在療養院中的老年人，平均每人每天要服用七種藥物。這是非常可悲的現象，因為人工合成藥物對身體有毒性，會嚴重干擾正常生理運作，使人的身體處處不對勁。通常醫生開某個藥的目的是在抑制另一種藥物的副作用，但本身卻又會產生另外的副作用。根據美國自然醫學醫師大衛伍德的臨床分析，八〇%的現代疾病其實不需要西藥，只要靠自然醫學的飲食、生活型態調整，適時用一點天然藥物就可完全控制住。天然藥物指的是中西草藥、營養補充品、同類療法製劑……等等。

從古今的醫藥史來看，不管在歐美或東方，人類生病時所使用的全是天然藥物，直到近一百年化學製藥的興起，才有了巨大的轉變。二次大戰前後，抗生素與類固醇的發明，確實使手術蓬勃發展，許多傳染病得到控制，但卻無法根治日益增多的慢性病。抗生素的濫用，使細菌的抗藥性增加，人的免疫力減弱。類固醇的濫用，使許多免疫疾病最後走向腎衰竭一途。止痛劑、消炎藥、避孕藥、安眠藥、鎮靜劑、興奮劑全是治標，無一治本，無止境的濫用，只會產生種種的副作用與後遺症。台灣人愛吃藥的結果，往往是未蒙其利先受其害，讓自己的健康付出重大代價。

症狀四：愛逛醫院的奇特現象

另外，台灣人還有個獨步全球的特殊現象：喜歡「逛」醫院。在台灣，到醫院看病很便宜，約只有英美國家的三分之一至五分之一，而且家醫制度沒有充分落實，民眾喜歡去哪一個醫院、掛哪一科、看哪一個專科醫師都可以，不需家庭醫師轉介，這是一個看似自由，其實非常浪費醫療資源的流程。再加上民眾貪小便宜的心理，覺得既然繳了健保費，不看病可惜，因此形成了沒事就去逛醫院的習慣。許多人退休之後，常常逛醫院，多拿一些藥分贈親友，甚至寄到中國大陸去。如此一來，不但浪費健保資源，也妨礙了真正有需求的人的權益。

目前全民健保每年虧損二百五十億，所以必須不斷向人民提高保費與自付額、減少給付醫院與醫師的費用、減少指示用藥的種類與額度。如果要扭轉目前嚴重虧損的情形，健保局必須認清慢性病的真正起因，在於錯誤的飲食與生活型態，可以效法美國政府的健康儲蓄戶頭（Health Savings Account），少看病可以多賺錢，用獎勵金的方式啟動民眾自己改善自己的飲食與生活型態，健保才不會拖垮國家，全民的健康才有機會提升。

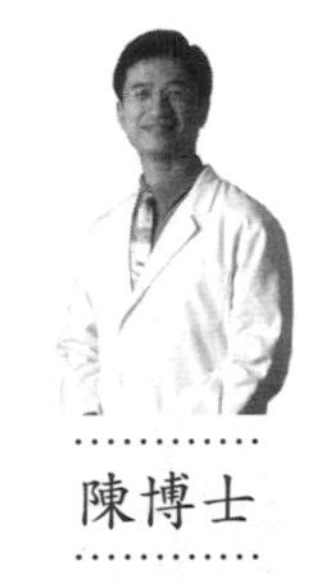

陳博士聊天室

台灣人每年平均看病十四次

國內的醫院，通常熱鬧滾滾，人來人往，掛號等看病和排隊拿藥的人總是一大串。反觀美國的大醫院，就顯得冷清幽靜，好像生意不太好的樣子。這是為什麼呢？難道是美國人比較不容易生病嗎？不是的，是台灣人沒事太愛逛醫院，不懂得珍惜醫療資源。根據健保局統計，民國九十二年度，國人每年每人平均門診就醫次數高達一四・八五次，高居世界第一，比歐美國家的平均四到七次高出很多，難怪健保會吃不消。

症狀五：每六分鐘看一個病人

根據《康健雜誌》的調查顯示，台灣民眾七七％以上，平均看診時間在六分鐘以內。多年前，我在榮總參加過一個國際醫學會議，在場的國外醫師非常驚訝，認為台灣的醫師真是不可思議，怎麼可能三、五分鐘看一個病人？美國的西醫訓練非常嚴謹，但覺得花十五分鐘看一個病人都不夠用，難道台灣西醫真有過人之處，可以問兩三句話就把病人的問題搞清楚嗎？不是的，那是因為台灣醫師要看的病人太多了，不看這麼快，病人會看不完。另外一個原因是，健保給付很低，若一個早上不看五十個病人，可能也會影響到醫師的高收入。

這就是身為台灣醫師的無奈，必須在醫德與糊口之間掙扎。真正吃虧的是病人，因為許多症狀就這樣被忽視了，醫師也沒有多餘的時間仔細分析病情，更別奢望醫師會細心地告訴你疾病的來龍去脈以及如何調養。比較有規模的醫院會訓練護士或營養師作衛教工作，但由於健保給付額太少，以及老舊的衛教知識，所以往往成效也不是太好。

以上種種現象，反映了台灣人健康的不同面向，值得我們進一步來探討並找出解決之道。

陳博士聊天室

健保虧損連年擴大

有一首兒歌是這麼唱的：「三輪車跑得快……要五毛給一塊，你說奇怪不奇怪？」台灣的西醫目前遇到的情形是，向健保局申請一塊錢，只拿到六毛錢，已接近賠本的生意。面對每年二百多億的虧損，健保局苦無良策，只好縮減給付醫師診療費與藥費，並轉向民眾提高保費與自付額。其實，要讓健保局、醫師、民眾三方面都能解套，必須釜底抽薪、從根本上去思考。近一百年來，西醫的竄起是因為擅長於手術、傳染病以及急性病症的症狀處理，但對於近三十年來越來越多的慢性病，卻無法真正治本。許多慢性病治不好，長期吃藥，不但浪費藥錢，病更是越治越嚴重，而醫藥開銷也如滾雪球般，越滾越大。我認為，對治慢性病最重要的是從生活習慣和飲食改善下手，有了這層認知，每個人從自己做起，才能根本解決問題。

第二章

近百年來的飲食變化

一百年前，人們吃的多半是「完整食物」，也就是少加工、無化肥、無農藥、無生長激素的天然食物。攝取這類完整無害的食物，可獲取直接而大量的營養成分。然而，時空移轉至一百年後的今天，由於農藥與化肥使用頻繁、環境污染嚴重、土壤貧瘠、養分流失、精製食物與加工食品氾濫，人們吃下肚子裡的東西已經大不相同。

上一章我們談到了人類健康的轉變，接下來，我們來談談人們飲食習慣的轉變，看看兩者之間是否有所關聯？

大約一百年前、一九〇〇年代的時候，人們吃的多半是「完整食物」（Whole Food），也就是少加工、少人工添加物、無化學肥料、無農藥、無生長激素、無人工雌激素的天然食物。攝取這類完整無害的食物，可獲取直接而大量的營養成分。然而，時空移轉至一百年後的今天，人類的飲食內容與習慣，卻產生了劇烈的變化：農藥與化肥使用頻繁、環境污染嚴重、土壤貧瘠、養分流失、精製食物與加工食品氾濫、飲食比例嚴重失衡、運動量嚴重不足……。僅僅相差一百年的時間，但人們吃下肚子裡的東西卻已經大不相同。

一百年前的西方飲食

以美國人來說，一百年前的美國人是不吃漢堡的，吃的是傳統西餐：湯、生菜沙拉、薯泥、麵包、牛排、雞排、水果等等，算是蠻均衡的飲食型態。而且食材很健康，沒有化學污染。他們和從前的台灣人自己養豬養雞一樣，也會自己養牛，不但親自參與畜養的過程，而且不會添加人工激素和其他添加物。在那個年代，農藥、化肥也還未普及，環境尚未污染，比起現在來說，可以說健康太多。

一百年之後，情況完全改觀。大量使用化肥、農藥、人工激素和人工添加物的結果，毒素已無所不在。近年來許多強調「有機食品」、「自然農法」的產品紛紛出現，並且越來越受消費者歡迎，反映的便是此一問題的嚴重性。

台灣五十年來的飲食改變

台灣屬於亞熱帶氣候，長年溫暖潮濕，萬物生長極為容易，蔬果種類繁多。但台灣的溼熱，也使食物容易腐敗、潮解，病菌孳生，加上工商業過度發展，空氣品質迅速惡化，如果衛生習慣不好，就很容易生病。很多人都有這樣的經驗：原本在台灣身體有這樣那樣的毛病，移民到美國住一陣子後，身體自然就變好了。這是什麼原因呢？那是因為美國氣候乾燥、空氣浮粒少，衛生習慣較佳，地廣人稀，微生物繁殖較不易，所以也就比較不容易生病。

防腐劑、人工添加物無所不在

由於氣候溼熱，台灣菜市場和超級市場賣的許多乾貨與加工食品，例如豆乾、水果乾、粉圓、瓜子、花茶、茶葉、飲料、中藥材、海蜇皮、魚乾、蘿蔔乾、速食麵、糕餅等等，為避免發霉生蟲，都添加很多防腐劑與保鮮劑。甚至連很多原本就不易壞的東西，例如醬油、汽水、糖果、冷凍水餃、火鍋料、沾醬、香腸、臘肉、牛肉乾、肉鬆、榨菜、蜜餞、酸梅等等，也都添加了防腐劑。其實，這些食品依照傳統做法，也就是鹽漬、糖漬、冷凍、風乾、密閉等等，已經有抑菌防腐的效果，再添加防腐劑，等於畫蛇添足，而且有損健康。

其中，常用的人工添加物，包括己二烯酸、苯甲酸、BHT、BHA、人工色素、糖精、阿斯巴甜、雙氧水、硝酸鹽、亞硝酸鹽、亞硫酸鹽、硫化物、溴酸鉀、去水醋酸鈉……等等，不管合不合法，用量多寡，對身體都會造成傷害。而這些人工添加物，在五十年前阿公阿媽的飲食中，是不存在的。

此外，中國大陸近年來廣泛應用輻射保鮮技術於水果、肉品與乾貨中，許多大陸進口台灣的香菇、蜜餞……等等，都經過鈷六十照射，但是色澤、口感、硬度卻不變。輻射保鮮安全嗎？根據美國農業局的規定，凡是經過輻射處理，就不能稱為有機食物。放射線有無殘留，食物成分是否改變，目前仍是爭議的焦點。但台灣與大陸的食品中，卻存在著許多民眾連作夢都沒想到的、有形無形的添加物，這是不爭的事實。

大量使用農藥、化肥、抗生素

還有，為了使蔬果長得漂亮、免於病蟲害侵襲，農民也常大量使用殺蟲劑、除草劑與化學肥料，其中以草莓、蓮霧、葡萄、桃子、瓜類、玉米、花椰菜、小白菜等最為嚴重。尤其遇到颱風來襲，農人為了避免損失，常常等不及農藥殘留退去而搶收蔬菜，更導致有超量的農藥吃到我們肚子裡。

另外，在養殖業最常見的便是大量使用抗生素。抗生素可使養殖的魚、蝦、蟹類長得快又大、而且不容易生病。但餵養抗生素與人工飼料的魚，不但營養成分或口感都與野生的不能相比，更糟糕的是，抗生素吃下肚後，還會把人體內的有益菌殺死，使腸胃功能衰退、免疫力下降。

至於雌激素與生長激素等人工荷爾蒙，則在畜牧業使用得非常普遍。餵食人工荷爾蒙會使乳牛泌乳多好幾倍、小牛長得快又大。但人類使用這類畜牧產品之後，卻有很大的後遺症，包括小女生初經提早、婦女乳癌、子宮長瘤罹患率提高，經證實都和吃太多人工荷爾蒙有關。

環境污染讓人人中毒

很多人應該還有印象，二〇〇五年報載，彰化與台南傳出「戴奧辛鴨蛋」事件。戴奧辛含量嚴重超出標準，竟然是歐盟的十一倍；而線西鄉民血液中的戴奧辛含量，是一般民眾的六百倍，更破了世界紀錄！戴奧辛是世紀劇毒，其毒性是氰化物的一百三十倍，只要〇．〇〇〇一公克，就可毒死一條十公斤的狗。戴奧辛的污染，通常是由工廠排放到水溝或漁塭，再由農作物、鴨子吸收。人吃了這些農作物或鴨子之後，容易致癌、使胎兒畸形，以及嚴重干擾神經、內分泌、肝、腎以及其他器官。

和戴奧辛一樣氾濫成災的環境毒物，還包括多氯聯苯、石棉、ＤＤＴ、汞、鎘、砷……等等。我在臨床上發現，許多台灣人常見的症狀，除了和農藥、化肥、過敏原有關之外，環境毒素也是一大肇因。環境的污染，除了工廠排放廢氣與廢水之外，民眾露天燃燒的「貢獻」也不小。台灣有許多民眾會把家中的舊家具、舊家電、廢棄物、塑膠、舊衣物拿到空地去燃燒。農民也時常燃燒稻草、養豬戶則以廢木材、破布等做為燃料來加熱餿水。這些看似無害的廢棄物，其實內藏種種環境毒素，甚至比有防治設施的工廠或焚化爐所釋放的還多。可以說，「中毒」已經是台灣人相當普遍的現象。

飲食內容越來越西化

從一九五〇年起，短短二、三十年之間，台灣人的聰明勤奮，創造了所謂的「經濟奇蹟」。從前吃不飽、穿不暖的日子，變成老一輩茶餘飯後閒聊的話題。有了錢之後，大家想吃什們就吃什麼，大魚大肉、山珍海味、糕餅、甜點、零食、飲料……花樣多得不得了。一九七〇年代，受到美國影響，開始吃起牛排、漢堡、雞塊、薯條、披薩、牛奶、汽水、可樂、咖啡。到了一九八〇年代，流行「吃到飽」餐廳，大家更是肆無忌憚、大吃特吃。

吃得太多的結果，加上現代飲食的高糖分、高油脂（以壞油居多）、低蔬果、又有前面所說的人工添加物與環境毒素的污染，使得現代的台灣人不但體能變差，健康問題更是錯綜複雜，疑難雜症越來越多，老年疾病也越來越年輕化。

另外，偏頗的飲食觀念也影響到下一代。許多長輩疼惜孫子孫女，怕他們吃不飽，希望他們多吃，於是造就了現代許許多多的小胖子。也有不少小孩嗜吃零食，忽略正餐，所以乾乾扁扁的，變成了所謂的「紙片人」或「竹竿人」。這都是發生在我們身邊周遭、常見的情形。

長期處於「營養不均」狀態

我們常常聽到營養專家告訴我們：現代人營養豐富。其實這個論點是有爭議的。現代人的飲食過於精緻，吃太多高糖、高精緻澱粉、高不良油脂、高熱量、高化肥、高農藥、高化學添加物的食物，反而人體所需的維生素、礦物質、植物營養素都很缺乏，所以是長期處在一種「營養不均衡」的狀態。很多人意識到這一點，所以便買人工綜合維他命來補充，但這類人工合成的綜合維他命，其實會讓身體添加許多毒素，反而雪上加霜。現在的人不是虛胖就是太瘦，體力也不好。更糟的是，許多年輕女孩追隨流行、嚮往模特兒竹竿式的身材，把自己弄得皮包骨，還吵著要減肥。很多年輕女孩瘦歸瘦，卻有蝴蝶袖與鮪魚肚，這都是「空卡路里」造成的。（所謂「空卡路里」，就是食物中含高糖、高油脂，可以產生熱量，但卻非常缺乏維他命、礦物質、植物營養素、纖維等，對身體健康真正有幫助的成分。）

脂肪攝取過多，而且都是壞油

現代人飲食中的脂肪實在吃太多了，而且大部分是壞脂肪而非好脂肪。根據統計發現，台灣人飲食中的脂肪攝取比例，從一九八二年的三〇％，提高到一九九五年的五〇％。一般民眾吃下肚的，以氫化、氧化的油脂居多，加上油脂內的環境毒素，造成現代疾病的氾濫。如果說，飲食偏差是現代人健康惡化的罪魁禍首，那麼，壞油則是飲食偏差的問題核心。所謂「擒賊要擒王」，如果能夠先改善壞油的問題，則現代人健康的問題就好了一大半，這也是本書接下來會花很多章節來討論好油與壞油的原因。

作息紊亂，欠了許多睡眠債

一九六〇年代電燈開始普及，一九七〇年代是電視，一九八〇年代是電腦。這三大電器用品的發明，使人們的睡眠時間越來越短。對現代人來說，太陽下山後，正是另一天的開始。上班族不是繼續加班，就是應酬、逛街，很多人九點、十點才回到家，一、兩點才睡覺。學生則補習或回家繼續 K 書、看電視、打電動或上網，十二點以後睡覺很平常。根據統計，台北市一半以上的高中生平均睡眠不到六小時。在亞洲，台北的兒童最晚睡，東京的兒童睡最久，超過十小時。台灣有六百萬睡眠障礙患者，我想與作息紊亂很有關係。

人體的荷爾蒙運作，會因為光線刺激松果體內的退黑激素而間接調節。五臟六腑生理運作，深深受到這個生理時鐘的控制，所以一樣睡八小時，從晚上十一點睡到早上七點，與凌晨三點睡到早上十一點，醒來後的感覺是很不一樣的；前者精神飽滿，後者渾身沒勁不舒服。這是因為晚上十一點到凌晨三點，是身體排毒與修補機能最旺盛的時段，所以，過了十一點還不睡覺，在我的定義，就是熬夜，就會耗損身體。大部分現代人都欠了一屁股的睡眠債，如果不盡早償還，身體就會慢慢出現早衰、疾病的失衡狀態。

缺乏運動，體能大衰

年輕一代的體能大不如前，已經是公認的事實。不管是心肺功能、肌力、耐力、柔軟度、敏捷度、協調性、爆發力、身體組成等等，都在逐年下降，脊柱側彎與腰椎幅度減退的現象也相當普遍。這是因為現代生活太舒適了，從幼稚園開始，上學有校車、父母接送、公車、捷運；長大後騎摩托車或開車，上下樓搭電梯，身體長期缺乏鍛鍊所致。另一方面，現代人長時間坐在書桌、電腦桌、辦公桌前，使脊柱壓力增加，加上姿勢偏差，使得腰痠背痛已不再是老年人的專利。

台灣的阿公阿媽年輕時吃什麼？

台灣老一輩人的體力、精力、毅力，是現代年輕人望塵莫及的。以我的父親為例，小時候要去八里吃中元普渡，可以扛著椅子，從林口出發，中午吃完，再走回來，估計來回步行二十五公里。現代的年輕人，連三個站牌的路程都要坐公車，更何況長途跋涉。

以前的人雖然物質不豐裕，但卻很少聽說有什麼慢性病。他們到底是吃什麼，為什麼會這麼「勇健」呢？我們如果要解決現代人慢性病的問題，必須了解阿公阿媽時代的飲食習慣和內容，研究他們都吃什麼？怎麼吃？什麼時候吃？以現代醫學與營養學來分析，一定可以洞察其中的奧秘。

零污染的有機飲食

首先，阿公阿媽時代吃的都是沒有污染的「有機飲食」，因為農藥、化肥尚未發明，工廠也極少。吃的都是「完整食物」，未經加工，沒有人工防腐劑之類的添加物。以前的人，幾乎不吃零食，每天三餐吃的，是自己種的青菜與稻米。勉強可稱為零食的，就是路邊的野花野果。想打打牙祭，就到溪裡面抓一些魚蝦螃蟹之類，或是摸蜆、挖泥鰍。

以澱粉為主食

日據時代，由於大家都很窮，主要的飲食是以澱粉類為主，肉類吃得非常少。每天三餐的內容大概是：三分之二白飯、三分之一青菜，是名副其實的「吃飯配菜」。

青菜捨不得用油炒，通常是用水煮成湯，再加點豬油在湯上面。最常吃的是大白菜或甘藍菜，因為便宜。每戶人家多少會種些番薯葉、竹筍、蘿蔔之類的。菜脯、鹹菜、豆腐乳等，又下飯、又便宜、又耐久，是常見的配菜。值得注意的是，早期台灣人雖然吃高澱粉飲食，但因為配合高運動量的生活型態，所以能常保健康。

油脂的來源

由於蛋白質吃得少，當時的人，對肥肉有本能的渴求，深深體會到油脂與蛋白質的重要，懂得在白飯上拌一些豆豉或豬油，如此才比較不容易餓。經濟好一點的，可以配一點滷碎肉、醃豬肉、小魚乾或小卷之類，但是份量還是很少。每天能吃到瘦肉或肥豬肉的人，非常令人羨慕，通常要不因為家裡很有錢，要不就是因為到有錢的地主家去做農活，地主提供的午餐會有一點肉。

以前的人油脂主要來源是豬油，通常是買肥豬肉，在家用鍋子把它炸成豬油與豬油屑。豬油約可保存一、兩個月。豬油屑很香、很下飯。以前的肥豬肉因為沒有抗生素、荷爾蒙、環境毒素的殘留，所以比較衛生。由於吃的蔬菜很多、運動量很大，會抵銷豬油對健康負面的影響。這點會在第五章做詳細說明。

蛋白質的需求

由於肉吃得比較少，所以以前的人身材都比較瘦小。雖然農家都會養雞、養鴨、養鵝、養豬，但通常要等到逢年過節，例如殺豬公拜拜、初一、十五拜拜、婚喪喜慶、冬令進補、過年、做月子……等等，才有機會補一補。但是，對蛋白質的渴求是與生俱來的，因此一般人除了會從較便宜的豆腐、豆乾、豆籤取得蛋白質之外，早期的台灣人也養兔子、捉蛇、捉青蛙、捉鳥、捕水果狸或到水裡去捉魚蝦來補充蛋白質。

零食是節慶的點綴

當時的人，只有在過年時吃得到糖果、餅乾，中秋節可以吃一點月餅，或者有人結婚時吃一點喜餅，除此之外，平時是沒有什麼零食可吃的。倒是自己種的或野生的水果很多，例如土芭樂、土芒果、番茄、百香果、龍眼、橘子、楊桃、柚子……等等，這些倒是非常有益健康的零嘴，可以提升免疫力、自癒力、抗氧化、抗發炎、補虛或去火。

日出而作、日入而息

一般人過的都是「日出而作、日入而息」的生活。每天天未亮或才剛亮就要起床，家中的長媳或長女，先是拎著全家大小的衣服到溪邊洗衣服，洗完後再回家煮早餐。早餐約六點吃，中餐十二點吃，晚餐則須趁著太陽還未下山、約五、六點吃完。吃完洗個澡，在庭院納涼，約七、八點就上床睡覺了。如果是農人，因為做農事必須有體力，早餐通常吃乾飯，晚餐則吃稀飯，一方面省錢，一方面也不用吃太飽，因為兩三小時後就要睡覺了。

半個世紀以前的台灣，是個淳樸的農業社會，人口中大部分是農民。「三七五減租」、「耕者有其田」之後，大部分人都有一點田地，除了種稻、種茶等經濟作物外，也種菜、養雞、養豬、養牛，過著自給自足的生活。

大量勞動、大量活動

農業時代的台灣人體能活動非常大。當學生的，吃完早餐就要走路上學，走半個小時至一個小時是稀鬆平常的事。放學也是走路，回家後也要幫忙放牛、擔水、曬穀子……等等。週末與暑假，基本上是幫大人做事。大人則更忙，要播種、耕田、收割、曬穀……等等，一年四季忙不完，都是非常耗費體力的農活。家裡的事則由家庭主婦負責。如果不是農人，由於工業化不夠普及，即使住在城市的生意人，出門也是走路或騎腳踏車，活動量也不小。大量的體能勞動，使以前的人身體的運作非常有效率，肌肉紮實，關節靈活，內臟健康，一切保持在最佳狀態，不容易生病。

從嬰幼兒時期就很健康

由於環境與食物未受化學污染，孕婦體內幾乎沒有毒素殘留，所以胎兒從在子宮裡，就在比較乾淨的環境中成長。當時沒有奶粉可以泡，也沒有鮮牛奶可喝，嬰兒出生後只吃乾淨的母奶，可以持續吃到一兩歲。嬰兒的副食品大概在五、六個月大時開始吃。傳統的台灣人沒有喝牛奶的習慣，也不大吃牛肉，更沒有乳酪或奶油這些洋玩意兒。嬰兒的副食品，大致上就是稀飯、番薯、豆漿、蔬菜之類的天然食品。因此，在農家長大的小孩，塊頭雖小，但身體結實，耐力很夠，抵抗力比較強，很少有自閉症、過動兒、腦性麻痺、心臟缺損……等等現在常見的幼兒疾病，長大後也不容易得到氣喘、過敏、自體免疫、高血壓、糖尿病、肥胖等慢性疾病。這些都與嬰幼兒營養有關，近幾年，國外許多醫學研究也都證明了這一點。

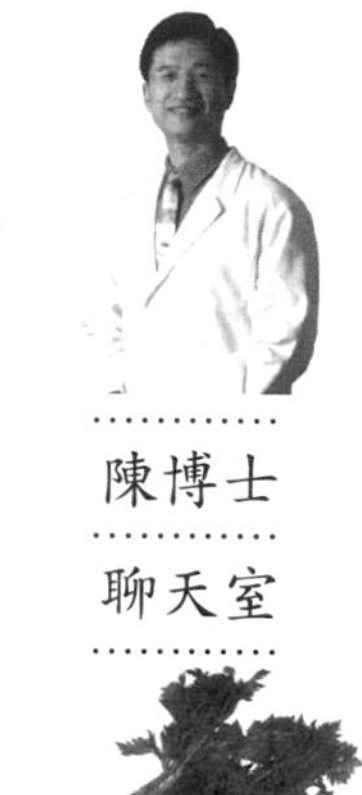

醃製品好嗎？

九年前，父母親退休後，就搬到山上隱居，過著「與世無爭」的生活。基本上，就是回到較原始但健康的生活，但也還享有電器用品與汽車的便捷。在無污染的大自然環境裡，種了數十種蔬菜水果。盛產時，就學著古早的人一樣，把蔬果醃製起來。

前年，我第一次吃到母親自己醃的酸菜，覺得好吃得不得了，從來沒吃過這麼酸、這麼夠味的酸菜。我隨口問她：「有沒有加苯甲酸？」她回答我說：「要去哪裡買苯甲酸啊？」我聽了不禁啞然失笑，覺得自己是不是太反應過度了，因為我直覺上會認為，現代的酸菜都加了苯甲酸或己二烯酸等防腐劑。我非常驚訝，問母親是怎麼做的，為什麼會這麼鮮美又這麼好吃？媽媽說：「山上的人怎麼醃，我就怎麼醃啊！」

的確，古法釀製，不加任何化學添加物、最天然單純的東西，往往就是最好吃的，而且保存得當，不會長蟲也不易變壞。像是酸菜、味噌、納豆、豆腐乳、豆豉、醬油、泡菜、醬瓜、醬菜、菜脯等等，都是在醃製過程中靠自然界的細菌來發酵和保鮮，頂多再用鹽或糖讓它更容易保存而已。而現在坊間賣的醃製食品，在加了一堆色素、防腐劑之後，不但弄得原味全失、更有損健康。

從前阿公阿媽常吃醃製類食物，家家戶戶幾乎都有醃醬菜的習慣。以現在的眼光來看，這些東西好像都不新鮮，似乎缺乏營養價值與健康概念，其實真是一個誤解！大家仔細想想，醃製食品真的不好嗎？

食物經過天然發酵，會產生對身體健康有益的細菌，簡稱「有益菌」。自然界有許多保鮮的方法，例如加糖、加鹽、加香辛料、發酵成醋或酒、風乾……等等，我們人類從遠古時代開始就懂得這些道理、知道要這麼做。但現在的人，談到醃製物反而聞之色變，其實這都是因為食品加工業過於崇尚化學添加物的結果。

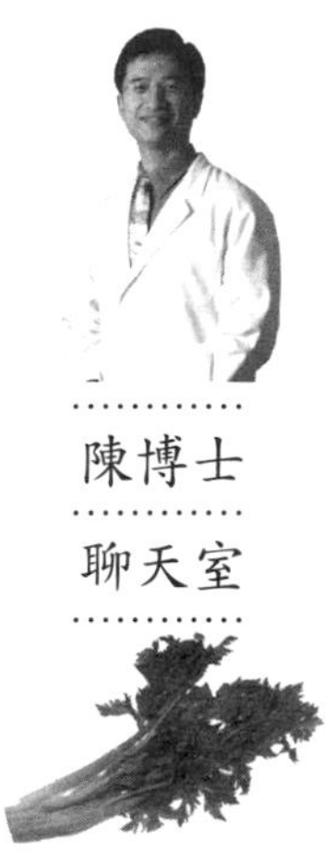

怎樣吃魚最健康？

在本書中，你會發現我不太談吃魚的問題。其實魚肉是所有肉類中最健康的，以前的台灣人也常自己捕魚來吃，但由於環境污染，現在的魚不是含有過量的重金屬、農藥、就是過量的抗生素與生長激素。台灣目前尚無有機水產認證，所以每當談到這個話題，總是令人有無力感。不過，最近著有《江醫師的魚舖子》一書的江守山醫師，為了正確檢驗出全台灣哪些魚能吃、哪些魚不能吃，不惜斥資新台幣四、五百萬元，檢驗台灣市場上常見的魚，結果發現，竟然有高達九〇%的魚都受到嚴重污染。他因此開了一間「魚舖子」，開始賣無污染的魚。像江醫師這樣的有心人如果越來越多，相信台灣的民眾也會吃得更安心。

在這裡要提醒大家的是，就算現實環境如此，但也不必過度反應或太過恐慌。如果你的飲食向來就很均衡，那麼即使吃下含重金屬或其他毒素的食物，肝臟還是有能力可以自行排毒。而且，你吃下的鮪魚，也許不是你最主要的重金屬來源，因為在我們生活周遭，處處都隱藏著這類危機。例如你曾經補過牙，光是補一顆牙的水銀含量，就比鮪魚裡的汞含量多得多。所以，事有輕重緩急，你可以找專家幫你檢查，弄清楚體內毒素的來源，從最關鍵的地方著手改善，才是正確的解決之道。

外食，已成為台灣人的飲食文化

現代的台灣人每天都很忙。早上，還睡眼惺忪，父母親就匆匆忙忙把小孩送出門，自己也趕著上班。生活節奏的加快，讓一日三餐的內容，和以前早已大不相同。

上班族通常是在早餐店或便利商店隨便買個東西帶了走，很多人早餐不吃或只喝個咖啡，學起老美的壞習慣。中餐則吃個便當或叫碗麵匆匆打發。幸運的人晚餐可以回家吃，但大多數人通常要加班，所以也是隨便吃個麵或飯。學生族群也好不到哪裡去，現在的國小、國中、高中學生，放學後常要趕補習班、才藝班或安親班，三餐也幾乎都在外頭解決。

到底外食族都吃些什麼呢？一般本土式早餐店賣的是：燒餅、油條、饅頭、包子、豆漿、蛋餅、飯糰、清粥小菜……等等，早餐店或便利商店賣的是：麵包、三明治、漢堡、茶葉蛋、黑輪、甜不辣、牛奶、奶茶、飲料……等等。午餐和晚餐則種類較多，常見的有：排骨飯、雞腿飯、蛋炒飯、燴飯、牛肉麵、榨菜肉絲麵、餛飩麵、水餃、蚵仔麵線、臭豆腐、碗粿、肉圓、滷肉飯、肉羹麵、自助餐、素食店、以及西式速食店的雞塊、漢堡、薯條、可樂……等等。

除了餐館與速食店林立，近幾年便利商店也如雨後春筍般四處竄起。自二〇〇二年起，台灣已取代日本，成為全世界便利商店密度最高的國家。光是某一家超商在二〇〇三年，一年中就賣出七千萬個便當，可想而知，有多少年輕人三餐與零食是靠便利商店賴以為生。而便利商店的便當，為了製作方便與保鮮，不但完全沒有新鮮蔬菜，而且肉類多半以油炸為主，食物比例也不是很恰當，再加上用微波爐加熱，如此長期食用，雖然方便，但身體遲早會付出代價。

外食的四大問題

外食最大的問題，是食材的選購與烹調的方式，顧客無從插手。許多病死豬或病死雞，你認為會銷售到什麼地方去呢？當然是某些貪小便宜的攤販。二十年前，廉價的自助餐館曾一度使用餿水回鍋油便是一例。至於食物的新鮮與否、是否添加對健康不利的化學成分，消費者完全被蒙在鼓裡，老闆也不一定會誠實告訴你。感官比較敏銳的人，可以分辨出食材的好壞，神經比較大條的人，只能自求多福，或找風評比較好的店面。

外食第二個大問題，是嚴重缺乏蔬菜水果。台灣的年輕女性便秘情況十分嚴重，許多人竟然一周排便不到二次，而且皮膚不好，這完全是纖維質吃太少所造成。只要每餐的二分之一或三分之一是新鮮蔬果，通常排便就會順暢，皮膚就會變好，不必吃瀉藥或花錢買保養品。

外食的第三個問題，是營養比例失衡。大部分的外食，澱粉含量過多，纖維質極度缺乏，油質惡劣，蛋白質不是太少就是太多，如果再喝含糖飲料，就會讓問題更惡化。精緻澱粉吃太多了，中廣型肥胖與血糖不穩很快就會來報到。很多年輕人情緒不穩，甚至罹患憂鬱症，也是因為這樣造成的。

外食的第四個問題是零食。我發現，從二十年前開始，台灣的小胖子就一年比一年多，這是因為吃了太多高熱量零食的關係。另一個極端現象是瘦子也很多，這也是吃零食引起的。許多媽媽帶小朋友來給我看診，希望骨瘦如材的小孩能長壯一點。我發現，這些小朋友除了少部分消化道有問題之外，大部分都是因為平時高熱量、低營養的零食與飲料吃太多了，導致三餐正餐沒胃口、吃不到蛋白質等重要營養素，才會因此長不出肉。我的治療建議很簡單：只要停止一切零食與飲料的供應，煮一些好吃但健康的飯菜擺在他面前，到時候，生物的求生本能就會出現，問題也就會漸漸改善。仔細想想，現在的小孩其實很可憐，從小深陷在「快感陷阱」裡，被甜食、糖果、蛋糕、油炸物的偏差快感所迷惑而不能自拔。我看待這個問題如同看待毒癮、酒癮、菸癮一樣，它們在大腦內的上癮機制也頗為類似。

外食時的飲食守則

外食的問題既然這麼多，所以可以的話，我會鼓勵大家盡量在家裡用餐，如此一來，你就可以完全掌控食材的乾淨度與烹飪的方法。尤其是單身的年輕人，雖然外食好吃又方便，但自己下廚的樂趣是無法言喻的，而且學會煮菜又多了一項才藝，這不是一舉兩得嗎？其次，如果不得已要外食的時候，我會建議大家每餐都要補充水果、多叫一盤蔬菜。其次，要注意澱粉類、蛋白質、油脂的比例，每一餐都要均衡。還有，要避免喝甜的飲料或吃零食。

舉例來說，早餐的選擇，可以是無糖豆漿＋肉包＋新鮮蔬果，或者無糖豆漿＋全麥麵包＋水煮蛋或茶葉蛋。午餐、晚餐，可以把白米改為糙米或五穀雜糧，炸雞腿改為滷雞腿，炸排骨改為燉排骨，一定要有一盤蔬菜，餐後再補充水果或抗氧化劑（例如維他命A、C、E加植物營養素）。這便是最簡便的外食守則。至於細節要如何做，我將在第五章「外食也要很健康」那一節，有清楚的說明。

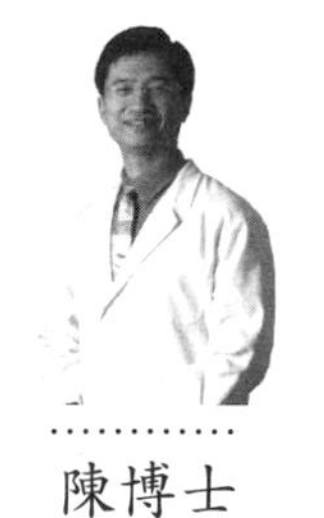

陳博士聊天室

我的飲食大公開

經常有人問我：三餐都吃些什麼？在這裡我要特別感謝我太太，多年來為我料理、準備營養均衡的三餐。簡單來說，我每餐都會吃蔬菜、水果，蔬果約佔每餐總量的三分之一至一半。蔬果盡量是無毒的，住美國時，後院有半英畝的地，我種了三十幾種蔬菜，回台灣後沒什麼空間，但我也盡量在大樓的陽台上種番薯葉，種到吃不完。別人的盆栽種花草，只能觀賞，我的盆栽是種九層塔、番茄、蘆薈，不但能看也能吃。吃到一整盤的無毒蔬菜時，我會很快樂，飯後的口氣很清香而且會有甘甜味。蔬菜把我的體質調得比較鹼性，蚊子都不愛叮我。另外，每餐必須有蛋白質，以穩定血糖。除了三餐外，我不吃零食，但是水果例外。偶爾如果吃零食，我會挑烤豆或堅果類高蛋白質的食物。我也不吃精緻澱粉類的餅乾蛋糕等甜食。還有，我不吃奶製品。水是唯一的飲料。

通常，早餐在家吃完飯後，剩餘的菜我會帶便當，中午用電鍋蒸十分鐘。我不用微波爐。比較少外食，因為我要避免吃到「來路不明」的食物。偶爾外食，我會啟動我的感官，仔細分析食材的好壞，因此，我也發現台北有不少「有 Sense」的餐館。例如住家附近有一家自助餐廳，所用的雞肉是新鮮土雞，吻仔魚沒有漂白劑，帶有淡淡的灰色，從來不會吃到不新鮮的蔬菜或肉類。另外，有一家養生餐廳也做得不錯，生意也很興隆。在這裡，我要建議常常外食的人，選幾家品質可靠的餐館當做自己家的廚房，固定光顧，可以減少外食的風險。至於速食店，我是不會光顧的，自從知道垃圾食物對身體的傷害後，我大約有九年未吃漢堡或泡麵了。

掉入健康陷阱的現代人

溫水中的青蛙

「一隻青蛙掉進沸水裡，會馬上跳出來。但是，它如果待在一鍋冷水裡，隨著鍋底逐漸加熱，不但不會跳出來，而且會一直待在水裡，直到被煮熟。」這是美國前副總統高爾在他的書中《平衡的地球》（Earth in the Balance: Ecology and Human Spirit）所提到的一個比喻。

鍋裡的青蛙，沒有察覺到溫度的變化，已快要沒命了，還陶醉在其中。這是一種奇怪的動物行為，很可惜的是，人類也是動物之一，也不例外。全球數十億的現代人已經花了幾十年做這個實驗，而且繼續在做，而覺醒的人少之又少。大多數人就像那隻青蛙一樣，沉溺在加工食品、垃圾食物、偏差飲食、環境污染、運動缺乏、作息紊亂……等等的危險陷阱當中而執迷不悟。

健康觀念並非少數服從多數

我常常在演講或看診的場合，聽到許多人抱怨：「不能吃蛋糕，不能喝咖啡，人生還有什麼樂趣？」我也聽到有人怨嘆：「人生為什麼要這麼累，一定要運動才會健康？」我更是遇到太多糖尿病患者偷吃糕餅與飲料的案例，甚至有好幾個氣喘的老病患告訴我，要他們戒菸，不如叫他們死了算了。

遇到這種情形，我常常會感嘆人為什麼要把自己弄得這麼複雜？大自然的規律其實是很簡單的。依照上帝設計人體的藍圖，什麼東西該吃、什麼東西不該吃，都有一定的道理，如果吃錯了，身體就會出問題。鐵齒的朋友可能會說，吃一點防腐劑或人造奶油又不會死，大家還不是一樣？話聽起來似乎沒錯，但吃了就加入健康不斷惡化的大眾洪流。我在這裡想提醒大家，飲食健康的觀念，不是講究「少數服從多數」，而是要知道孰是孰非並堅持對的道路。我通常會請大家做個實驗，就是每次車子在加油時，加一點水或可樂進去，看看會怎樣。通常，車子不會馬上發生問題，車子照樣可以開。但長期如此，幾個月之後，車子就會出問題。其實人體也是一樣，只可惜，上帝並沒有在每個人出生時附帶一本人體使用手冊，導致大家都在盲目摸索，不少人甚至以訛傳訛。

我寫這本書的主要原因，就是希望能幫助大家找到一條正確的飲食之路，讓大家免於疾病的困擾，並能健康享受美食。現代自然醫學在美國發展一百多年以來，累積了無數醫師與病人的臨床經驗，而且治病與保健，都強調要順應大自然的規律，有無窮的寶藏等待被挖掘。

量身打造自己的健康計畫

每個人體質不同、文化不同、成長環境不同，所以適合的飲食方法也不盡相同，這本書提供了許多正確的觀念與技巧，你可以親自去體會與實驗，找出最適合你的一套飲食方法。需要協助時，你也可以找尋合格的自然醫學醫師，替你量身訂做，打造屬於你個人專用的健康計畫。

接下來，我們要進入新的一章，看看世界各民族傳承已久的飲食文化中，可不可以挖到寶藏。現代的科學家做了很多研究，早已歸納出一些重要的發現，我們可以從中學習，看看怎樣才能吃得更健康。

第三章

從世界各民族得到的啟發

傳統的愛斯基摩人只吃肉類，卻幾乎不罹患心血管疾病；日本、印尼和墨西哥婦女，少有更年期症狀；地中海國家雖然也是高油飲食型態，卻很少罹患心臟病，這是什麼原因呢？讓我們從世界各民族的飲食習慣中取經，找出現代人的健康之道。

愛斯基摩人為何不容易罹患心臟病？

一九〇六年，探險家斯德凡森（Vilhjalmur Stefansson）深入極地與愛斯基摩人生活了十一年，他每天吃的，都是海豹、北極熊、魚、馴鹿，沒有蔬菜、也沒有任何水果。回到紐約後，他去做了身體檢查，發現身體非常健康，沒有任何疾病，連壞血病也沒有。當時，曾跌破許多營養學家的眼鏡。

高油脂的傳統飲食

幾十年前，美國就有許多科學家專門研究愛斯基摩人的生活。根據調查資料顯示，早期的愛斯基摩人不會長青春痘、沒有齲齒、沒有高血壓、也沒有心臟病或腦中風。深入探究的結果，發現這和愛斯基摩人的傳統飲食有很大的關係。北極天寒地凍，種不了蔬菜水果，一年又有半年以上是黑暗的永夜，所以飲食中幾乎只有肉類，脂肪佔總飲食的七〇％以上，其餘三〇％是蛋白質。但令人驚訝的是，這些高油脂食物，並未對他們的身體造成不良的影響，愛斯基摩人幾乎不得心血管方面的疾病。為什麼？這和現代營養學家所說的「高油飲食是萬病之源」的理論，不是正好相反嗎？

答案是，愛斯基摩人吃的都是好油，而且沒有污染，沒有人工添加物。現代人「油吃得越多，就越不健康」的說法，其實並沒有錯，因為一般人吃的都是壞油；如果吃的是好油，不但不會生病，還會很健康。

抗發炎的優質聖品

魚油、海豹油、野生動物油都是高級好油。對生活在北極的愛斯基摩人而言，氣候嚴寒、平均溫度在攝氏零度以下的環境，是天然的大冰箱，他們習慣將魚肉、海豹肉切完後自然擺著，一直擺放到肉開始變得有點發酵的狀態才吃，因為這個時候的食物，是養分最容易被吸收的時候。再者，生食或半熟食，油脂不會因烹煮而氧化，不會產生自由基，養分不會遭到破壞，甚至還保有維他命C，食用者可從這種肉中攝取豐富且完整的養分。

魚和海豹這些北極的動物，體內Ω3的含量非常高，Ω3是多元不飽和脂肪酸，對人體非常有益，其中的EPA和DHA成分，還能預防動脈硬化、心律不整、心肌梗塞和中風等心血管方面的疾病，可以舒緩類風溼性關節炎的症狀、抑制發炎與預防人類癌症的形成和發展。另外，吃好的脂肪，身體不容易發炎，血管也比較暢通，不容易有膽固醇堆積，產生壞的膽固醇少、好的膽固醇多，所以這樣的飲食型態和內容，雖然蔬菜量很少，但他們的青少年不長青春痘、成年人也不得心臟病，而這兩種病症，剛好都與油脂有極大的關係。

被美國同化的愛斯基摩人

自從美國在阿拉斯加發掘到石油，幾十年來，隨著石油運輸管與高速公路的建立，將美國本土的食物與餐廳輸入阿拉斯加後，現代的愛斯基摩人已能吃到漢堡、熱狗、薯條、炸雞塊、牛排、可樂、冰淇淋……等等一切美國人愛吃的東西。飲食美國化的結果，導致最近幾十年來，愛斯基摩人的心臟病與青春痘罹患率，已和美國人不相上下。二〇〇四年六月，世界權威的美國醫學會期刊（JAMA）公佈，由於飲食、生活習慣被美國本土同化，阿拉斯加的愛斯基摩原住民罹患心臟病的機率，已經比非原住民更高了。

骨質疏鬆症罹患率偏高

天下沒有十全十美的事，愛斯基摩人雖享有許多天然好油的好處，但卻有一個健康上的問題，那就是骨質疏鬆症的罹患率比較高。主要原因有兩個：一是脂肪與蛋白質吃太多，導致體質偏酸性。因為即便吃下的是好油、好肉，但肉裡面的磷、硫、氯會使人體質偏酸，又缺乏鹼性食物蔬菜來中和。體質偏酸的結果，身體必須分泌骨中的鈣來中和，所以易形成骨質流失。人體內的鈣質主要還是來自於蔬菜。依我們正常人體所需，一天應攝取約一千毫克的鈣，而所有深綠色蔬菜和十字花科類蔬菜與豆類，都含有豐富的鈣質。愛斯基摩人之所以會得骨質疏鬆症，主要就是因為他們沒有辦法吃到蔬菜。這是第一個因素。

第二個因素是南北極特有的永晝和永夜造成的。在永夜的時候，有長達半年時間幾乎不見陽光，日光嚴重缺乏，造成維他命 D3 在人體內製造不足，進而影響到鈣的吸收。

印尼、日本與墨西哥婦女為何少有更年期症狀？

美國從一九九〇年代起，陸續有許多學術研究，專門探討全世界有些民族的婦女，為何沒有更年期症狀。最引人注意的是日本、印尼和墨西哥，這幾個國家的婦女，到了五十歲左右停經的階段，除了月經會逐漸變少、慢慢停止之外，幾乎不會出現潮熱、煩躁、心悸等惱人的更年期症狀，身體上也不會有什麼不舒服的感覺。非洲某些國家，情況也是如此。

神奇的黃豆製品

為什麼會如此呢？根據研究發現，日本的飲食裡面含有大量的黃豆製品：納豆、味噌、豆腐、醬油……，這些大量的黃豆製品，會提供很多大豆異黃酮，以及其他多種生物類黃酮。大豆異黃酮與其他某些生物類黃酮在體內會產生類似雌激素的效果，但又不像雌激素那麼強烈，會比較溫和，所以有「植物性雌激素」之稱。婦女在越接近更年期的階段，體內的雌激素數量會逐漸減少，這時如果能多吃一點黃豆製品，就可以平衡、調節回來。

而體內雌激素太多的婦女，例如患有子宮肌瘤、乳癌、經前症候群的人，這些植物性雌激素也具有調降體內雌激素的功能。怎麼調呢？由於植物性雌激素會與體內過多的、真正的雌激素互相競爭，使真正雌激素作用在乳房、子宮這些「標靶器官」的作用減弱，而達到調降過多雌激素的目的。

大自然中，有許多藥草與營養素具有雙向調節的作用，大豆異黃酮就是其中的一種。因為大豆異黃酮這種植物雌激素與標靶器官上的受體的結合，是一種「若即若離」的關係，不論體內雌激素太多與太少，它都會達到雙向調節的作用。這是大自然的奧妙之處！日本婦女因為吃了很多的黃豆製品，所以才會出現更年期症狀不明顯的結果。

至於墨西哥人吃些什麼呢？他們常吃一種叫做墨西哥捲（Burrito）的食物，裡面包了肉糜和豆糜。我觀察過墨西哥的料理，發現他們除了Burrito，也吃很多的豆類製品，所以也是這類植物性雌激素的影響所致。其實不只黃豆製品，許多蔬菜、水果也含有大豆異黃酮，所以多吃蔬果對女性很好，這也是原因之一。

珍貴的植物性雌激素

接下來談談印尼人的吃食。南洋國家有個習俗，婦女每到更年期的階段，都會吃很多的木瓜，木瓜裡也有大量的植物性雌激素和其他植物營養素。很多植物營養素在大自然的蔬菜界裡，會以五彩繽紛的形象和顏色呈現出來，例如枸杞裡的葉黃素、紅蘿蔔裡的胡蘿蔔素。還有，我們常看到樹葉因季節變化而改變顏色，這也是因為葉子裡的生物類黃酮正在轉變之故。例如從尤加利樹葉裡萃取出來的槲黃素，就是一種非常鮮豔的黃色。

所以，印尼人吃木瓜，日本人吃納豆、味噌和豆腐，墨西哥人吃Burrito。綜觀三國的吃食，都是大豆異黃酮和其他植物性雌激素吃得比較多，使得婦女在面臨更年期來臨時，幾乎不會產生更年期的症狀。

那麼，也許你又有話要說了：我們台灣人的飲食習慣不是跟日本人很像，也吃很多的豆類製品嗎？沒錯，台灣早期婦女的更年期症狀的確很不明顯，只可惜這個習慣並沒有完全承襲下來，近年來台灣人的飲食內容越來越美式化，情況才有所改變。而且從前婦女的更年期都來得比較晚，約五、六十歲左右，現在都提早了，大概四、五十歲就來了，而且有症狀的人越來越多。尤其上班族女性，壓力大、運動少、身體虛，我在臨床上看過幾個三十幾歲就更年期的案例。根據美國的研究總結，要避免更年期症狀發生，必須多吃蔬果與大豆製品，而且越早吃效果越好，最好從青春期就開始。另外，常常適度運動，保持最佳體能，也是預防更年期的好方法。

地中海國家為何少有心臟病？

地中海國家屬南歐高加索人，與北歐民族的飲食習慣有很大的不同。他們的飲食也是高油飲食，但卻和愛斯基摩人類似，罹患心血管疾病的比例很低。研究發現，他們的飲食中大量使用橄欖油（食用油中九五%是橄欖油），連吃橘子、柳丁都是剝或切成一塊一塊，拌橄欖油吃。地中海國家因地處南方、氣候偏熱，盛產大量的蔬果，這點和寒冷的北歐國家大不相同。所以地中海國家蔬果吃很多，橄欖油也吃很多。另外，由於位在地中海沿岸、漁獲量高的關係，魚也吃得多，其他肉類則吃得較少。

還有一點就是，地中海國家，包括義大利、西班牙、葡萄牙、希臘等等，比起其他歐洲國家，例如法國、英國、德國等，其工業化的程度較晚也較慢，所以許多地區至今都還保留著古老的生活方式和習慣。例如他們非常重視「午休」這件事，通常會休息至少兩個小時，好好躺下來睡上一覺，睡飽了再繼續下午的工作。這個習慣也讓他們有足夠充沛的體力，以應付下半天的工作。這樣的習慣，果然導致地中海地區的人身體比較健康，心血管方面的疾病也比北歐人低很多。

皮馬族印第安移民的健康轉變

皮馬族（Pima）是位於美國與墨西哥交界處、印第安人的一支。這個種族原來大多住在墨西哥境內，但因為美國比較進步，很多人逐漸移民到相隔一條邊界的美國新墨西哥州。幾十年下來，有個奇特的現象逐漸產生：留在墨西哥繼續生活的皮馬族人口裡面，一〇%有肥胖問題，一%患有糖尿病；但移民到美國境內的人口之中，則高達七〇%的人有肥胖問題，二二%的人罹患糖尿病，罹病的比例還高於美國人的總平均值。

世界上有很多經歷過饑荒或困厄環境的民族，例如印第安人、台灣原住民、太平洋群島的玻里尼西亞人、或某些非洲的族群，以及歷經過黃河氾濫或蝗蟲災害等等天災的漢人和亞洲人等，這些經過自然界優勝劣敗淘汰篩選出來的民族，以前都餓慣了，很容易在飲食中抓住少量的食物而存活下來。印第安人跟黃種人的品種很接近，屬於比較原始、比較耐得住饑餓的民族，只要吃到一點點東西，身體就會自動吸收儲存起來。這在以前困苦的日子是一個優勢，但面臨到現在的社會，則會適應不良，因為這些人其實不需要那麼多的食物，無法適應大量的食物，日常生活中若無大量的運動，養分便容易囤積起來，形成過胖。另外，吃太多澱粉而缺乏大量運動，非常容易導致血糖不穩，而罹患糖尿病。

所以皮馬族人在墨西哥沒事，一移民到美國就有事，因為美國的飲食大多是澱粉類，漢堡、薯條、麵包、獸肉，吃了很容易發胖。美國人肥胖的比例約四〇%，過重加肥胖的人佔六一%，但移民美國的皮馬族人的肥胖比例則高達七〇%。美國人的糖尿病比例約一〇%，皮馬族印第安人是二二%。移民的皮馬族人到了美國之後，出門都是開車，吃的是美國食物，而住在墨西哥的人還是常要走路，走路去買菜、上學、工作。所以這樣的飲食和生活型態的變化，便導致肥胖與糖尿病比例節節升高。

全世界糖尿病罹患率最高的國家

南太平洋的諾魯共和國（Republic of Nauru）是全世界最小的島國，也是世界第三小國，僅次於梵帝岡與摩洛哥。面積只有二十一平方公里（約只有台北市十三分之一），人口一萬三千人。諾魯人一向自給自足，過著原始自然的生活，島民身體硬朗，很少生病。島上以前只有一間小醫院，卻足以應付所有島民的生老病死。但是，自從發現了磷礦，島民變得很有錢，可以進口先進國家的加工食品與汽車等奢侈品後，才不過三十年的光陰，這個從來沒有人得糖尿病的國家，現在四十歲以上的人，竟然有六五%得到糖尿病，是當今全世界糖尿病罹患率最高的國家。腎臟病與心臟病的罹患率也非常高。人口中有九〇%超重或肥胖，成為當今「全世界最肥胖的國家」。

美國肯德基大學的詹姆士安德森教授歸納諾魯人健康急速惡化的原因在於精緻澱粉吃太多以及缺乏運動，而他們現在的飲食與生活型態與其祖先迥然不同，也是肥胖與糖尿病的根本原因。安德森博士對諾魯人的建議是少吃甜食與白麵粉類食物，但深陷「快感陷阱」的諾魯人，雖然能夠理解肥胖與糖尿病的關係，卻仍然無法改變。

美國阿米許人的故事

你可能很難想像，在二十一世紀、最現代化的美國，約有數萬人，竟自願過著十七世紀的生活。

阿米許（Amish）是美國賓州費城附近，一個非常特別的族群。他們是清教徒的一支，為了逃避宗教迫害，在一七二〇年移民到美國賓州。二百多年來，他們堅持拒絕現代化，不用洗衣機，不開汽車（至今仍依賴馬車當運輸工具），不看電視，不照相，不用電腦，做手工麵包，盡量不使用電，以原始工具手工建造房子。

阿米許這個族群至今仍存在，並保留原始的生活型態與風貌，也維持著早期美國人一些飲食和生活習慣。他們吃很多的麵包和肉類，所以體型較胖，與美國人類似，但罹患心血管疾病的比例並不高，與美國人又不同。這個事實告訴我們，即使澱粉攝取很多，足夠的體力勞動與心靈平靜，卻會維持身體健康。

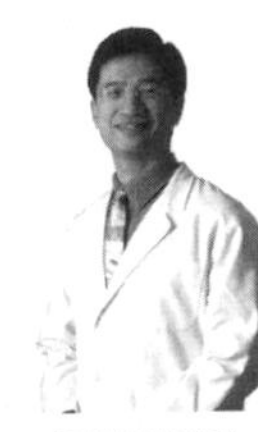

陳博士聊天室

向阿米許人學習

許多人看到阿米許人的生活後有很大的感觸。我第一次看到他們，是二十年前「證人」（Witness）這部電影。劇中Amish淳樸合作的生活，常在我腦中餘波蕩漾。阿米許人遠離現代文明與科技，以家庭、社區、教會為中心，過著自給自足的簡樸生活，並認為大自然是上帝給他們的最好禮物。我認為，阿米許人是地球上最友善的人，重視謙遜，懂得節制，與其他不斷剝奪地球資源、沉溺於物質享受的現代人形成強烈對比。

第四章

你吃對了嗎？——現代人的飲食迷思

一般人都認為，低油、低膽固醇的食物比較有益健康；少吃牛油、豬油、尤其用植物油炒菜，比較不容易罹患心臟病、高血壓；還有，人造奶油比奶油安全、素食者較不容易生病、多喝牛奶可以補充鈣質……，這些耳熟能詳的健康飲食觀念，不一定都是對的，你相信嗎？

迷思一：低油飲食比較好？

……

黃小姐今年三十五歲，是科技公司的公關組長。因為經常要接待國內外的客戶，所以很注重外表，希望能給客戶留下一個好的印象。最近五年來，不知道為什麼，黃小姐的體重逐年上升，與剛進公司時相比，足足胖了十公斤！不只公司長官提醒她，自己也覺得身材都變形了、不能不多注意。好友小惠告訴她，這是因為油吃太多了，所以黃小姐下定決心開始不碰油脂，不但漢堡、炸雞塊、牛肉、豬肉不吃，三餐也只吃生菜沙拉、麵包、餅乾或幾個壽司捲，偶爾喝一些奶茶。半年下來，不但小腹越來越凸出，情緒越來越暴躁，肚子餓的時候，還會手腳冰冷兼頭痛。這到底是怎麼回事呢？難道是吃錯東西了嗎？黃小姐的腦海裡，開始出現許多問號。

……

減肥是現代女性的共通話題，此一觀念甚至已經深入到小學生階層。愛美怕胖的女性，以為少吃肥肉就能不長肥肉，所以多盛行低油飲食，肥肉、豬油、雞皮之類的東西碰都不敢碰，結果吃到臉色蒼白、情緒不穩，甚至有些人得了憂鬱症。另外，也有人是怕罹患慢性疾病，所以對油脂抱持著戒慎恐懼的心情，深信「低油就是有益健康」。

低油不一定更健康

那麼，低油飲食到底好不好呢？在這裡我要告訴大家，答案是否定的。要知道，油脂對身體很重要，很多身體的組織構造與生理運作都需要油脂，如果油脂攝取不足的話，會有精神不穩、免疫力下降、內分泌失調、血糖不穩……等等問題，對健康會造成很大的影響。油脂的問題不在於低油脂或高油脂，而在於攝取的是好油或壞油。如果是好油，多吃無妨；如果是壞油，最好碰都不要碰。

像上例黃小姐的問題，就出在她雖然不吃油脂，卻吃下了大量澱粉，使得肚子更容易餓，小腹更容易突出，情緒也隨著血糖的高低而起伏不定，許多症狀都是早期糖尿病的前兆。至於油脂，她雖然完全不碰，卻在吃麵包餅乾時，不知不覺吃了許多反式脂肪酸，種下日後心血管疾病與慢性發炎的禍因。

台灣有許多糖尿病或膽固醇過高患者，在醫師的囑咐下，都奉行低油飲食生活，結果問題反而越來越嚴重。這是為什麼呢？那是因為糖尿病患者油與肉雖然吃得少了，但飲食中的澱粉比例卻增加了，所以血糖更不容易控制；而膽固醇過高的患者，雖然肉少吃了，但卻吃了許多糕餅，無形中吃了許多反式脂肪酸與自由基，如此一來，反而比水煮肉裡的油脂，更容易使壞膽固醇升高。

壞油才是慢性病頭號元兇

西元一九四六年，第二次世界大戰結束，台灣的經濟開始起飛。從一九五〇年到一九八〇年間，隨著大家吃得越來越好，台灣人的脂肪攝取量，也由一〇％劇升到三六％，一九九五年更飆高到五〇％。這段時間，很多慢性病如心臟病、腦中風、糖尿病、過敏、肥胖等等也陸續出現。根據美國的研究結果發現，這些疾病都和飲食有關，尤其和飲食中「油」的攝取有關。油吃得越多，罹患慢性病的機率越高，也就是將慢性病與「油脂」畫上等號。動物性油脂更被醫界視為慢性疾病的頭號元凶。

所以近幾十年來、一直到現在，營養界與醫界都呼籲大家少吃動物油，包含豬油、牛油、雞油、奶油。其實，這個論點是有待進一步討論的。沒錯，慢性病是因為吃太多油造成的，但那是因為現代人吃的油至少八〇％以上屬於壞油。動物油雖然不太好，但還不是最壞的油，一般人不明白這個道理，所以即使避開了動物性油脂，如果還在大量吃其他壞油，仍然會得各種慢性病。

油有分好與壞，如果是好油，吃多也會很健康。但即使是好油，製作或烹飪方法錯誤，也會把它變成壞油。很多油經過高溫油炸，性質會改變，並產生有毒物質。所以問題不在油吃得多不多，而在於吃的是好油還是壞油。至於如何判別好油與壞油，我將會在第五章詳細說明。

迷思二：少吃高膽固醇食物？

……

酒席上，老王看到滿桌佳餚，直嘆氣：「我年輕時，沒錢吃好的，現在老了，卻膽固醇太高，醫生說我一天最多只能吃一顆蛋。」老張接著說：「我也是。我太太不准我吃火鍋，說肉類膽固醇太高了，會阻塞血管。」老宋也附和：「你們還沒有我可憐呢！除了肉類和雞蛋不准吃太多，連最喜歡的海鮮也被列為禁品。現在的我，簡直就是草食性動物了。」

……

我常常在飯局上聽到上述的論調。這個時候，我通常會告訴大家，一天吃五顆蛋也沒關係，只要是水煮的就ＯＫ。肉類與海鮮也是，雖然含膽固醇，但只要不高溫炒炸，就比較沒關係。

九五％的膽固醇由體內製造

「少吃高膽固醇食物有益健康」是個似是而非的觀念。我有很多病人，總膽固醇偏高，醫生告訴他們，不能吃高膽固醇食物，好心的醫生還會給他們一份高膽固醇食物清單，苦口婆心、耳提面命。事實上，食物或油脂吃到肚子裡後，會被膽汁與消化酵素分解為微小的單元，經過吸收與肝臟的合成後，再轉換為人體需要的成分。因此，體內九五％的膽固醇是由肝臟所合成，而非從食物中直接攝取而來。肝臟每天約合成三千毫克的膽固醇，相當於十顆蛋的份量，所以大家看到海鮮、豬腳、牛肉、雞蛋這些食物，不要馬上跟膽固醇畫上等號，首先你要看它是怎麼煮的，其次，要確定同一餐是否還吃到其他油炸物。換句話說，不要擔心吃下多少膽固醇，而要在意肝臟如何合成膽固醇！

好膽固醇和壞膽固醇

你知道膽固醇有好、壞之分嗎？總膽固醇分為高密度脂蛋白膽固醇（ＨＤＬ－Ｃ）、低密度脂蛋白膽固醇（ＬＤＬ－Ｃ）與非常低密度脂蛋白膽固醇（ＶＬＤＬ－Ｃ）。高密度膽固醇是好的，低密度膽固醇與非常低密度膽固醇是壞的。而每個人的身體到底要製造多少好的和壞的膽固醇，肝臟有它自己的打算，不是吃進來什麼就變成什麼。所以就算吃下的是高膽固醇的食物，到了體內也會被分解掉或燃燒掉。

那麼，我們應該如何影響肝臟，讓它多合成好的膽固醇，少合成壞的膽固醇呢？在此之前，我們必須先了解，肝臟在哪些情況下會形成哪種膽固醇？

第一，身體的需要。這點就讓聰明的肝臟去判斷。

第二，也是最重要的，是我們吃下去的膽固醇與油脂有沒有氧化？也就是自由基多不多，或是會中和自由基的新鮮蔬果吃得多不多？眾所周知，海鮮和雞蛋是膽固醇含量高的食物，但只要不是氧化過的膽固醇，例如水煮蛋、滷蛋、茶葉蛋，一天吃上五顆都沒關係。相對來說，就算一天只吃一顆蛋，可是卻是煎蛋或炒蛋，就比較不好，要趕緊多吃些新鮮蔬果去中和它，因為膽固醇或油脂一旦氧化了，就會促使肝臟製造多一點壞膽固醇。

所以，膽固醇的問題，不在含量的多寡，而在於烹飪的方法。當然，我不是說你從此可以肆無忌憚的猛吃水煮蛋或滷豬腳，因為還有其他的因素要考慮。凡事適可而止，採取中庸之道是最明智的。要提醒大家的是，如果你吃了一些油炸的東西，例如鹽酥雞或炸排骨之類的，甚至是炸秋葵或炒青菜，因為它們會產生自由基，就會使壞膽固醇增加。另外，壓力過大時也會產生自由基，也會間接產生壞膽固醇。

健康檢查的小撇步

壞膽固醇容易堆積在受損的血管管壁，形成硬化斑塊，日後脫落形成血栓，堵在心臟就是心臟病，堵在腦血管就是腦中風。但是好膽固醇卻是許多荷爾蒙與細胞膜的原料，不能缺少。台灣的健檢通常只驗總膽固醇，醫生也只籠統地說「你膽固醇過高了」，但這樣的判斷其實是不夠的。歐洲的西醫從二〇〇一年開始，不再看總膽固醇，看的是總膽固醇除以高密度膽固醇的比例，因為總膽固醇高並不表示壞膽固醇也高。比值若是三以下，表示很健康；三至五要開始注意；五以上就表示容易罹患心臟病或腦中風。例如，總膽固醇二五〇、高密度膽固醇八〇的人（比值三．一），比總膽固醇一八〇、高密度膽固醇三五的人（比值五．一）健康，但是如果你剛好碰到的是一個比較馬虎的醫生，只看總膽固醇，就會說前者不健康、後者健康，結果，這與事實剛好相反，因為後者罹患動脈硬化與腦中風的機率比前者大很多。因此，下次健檢時，不要忘了應該要同時檢查總膽固醇（TC）與高密度膽固醇（HDL－C）。

總而言之，膽固醇的食物還是要適當攝取。只要總膽固醇和高密度膽固醇的比值保持在三以下，總膽固醇維持在一五〇至二〇〇間，加上烹飪過程健康、搭配蔬果，你還是可以適量地享用美食。

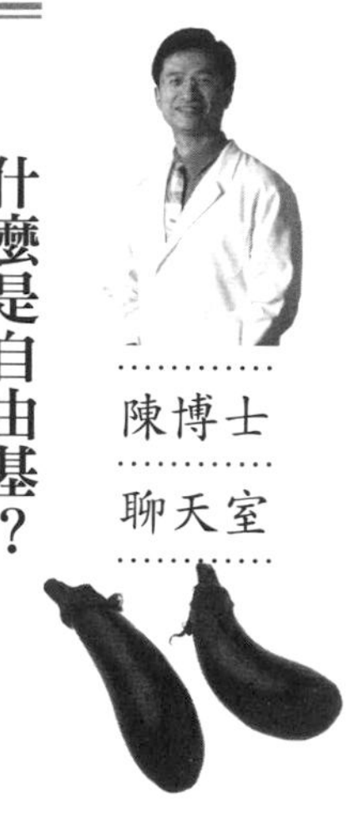

什麼是自由基？

什麼是自由基呢？簡單來說，我們體內的白血球在殺細菌或清理死亡細胞的時候，是以釋放出溶酶體來進行這項工作的。溶酶體裡有鹽酸、雙氧水，會把細菌和老舊細胞殺死、分解掉。就好像你用鹽酸洗馬桶或雙氧水洗傷口一樣，雙氧水與鹽酸就是利用氧化能力很強的自由基達到這個目的。油脂經過煎、炒、炸、烤的過程，會產生很多自由基，一旦吃下肚後，不但會影響膽固醇合成，更會傷害血管壁和細胞膜，使發炎反應失控，所以是健康很大的殺手。

迷思三：用植物油炒菜比較健康？

小玉是個新婚的家庭主婦，出嫁前媽媽常叮嚀，結婚後要相夫教子，孝順公婆，而且要煮一手好菜，抓住先生的胃。媽媽擔心從小只會唸書的小玉沒進過廚房，不會煮菜，所以婚前送小玉去烹飪班學三個月。結婚半年來，小倆口倒也恩愛，但婆婆卻常向兒子告狀，說媳婦做菜很固執。經過小玉先生仔細追問，才發現小玉的婆婆喜歡用豬油炒菜，小玉卻堅持烹飪班教的，認為豬油不健康，應該改用沙拉油炒菜較好。到底誰的說法才對呢？小玉的先生不禁左右為難起來。

……

……

台灣在民國八十五年時曾經做過一個調查，發現零售市場賣掉的食用油品中，有六〇％是沙拉油、一二％是葵花油、一三％是老一輩婆婆媽媽們習慣用的豬油。十年後的今天，沙拉油、葵花油和橄欖油，是現今台灣家庭中最常用的烹飪油，橄欖油尤其炒得很熱，使用率大幅提升。但豬油卻越來越少用了。

到底該用哪一種油炒菜，是我演講時最常被問到的問題。小玉與婆婆之間的戰爭，沒有絕對的對與錯，端看小玉所用的植物油是哪一種，炒菜的溫度在幾度，但如果用錯植物油炒菜，還不如用婆婆的豬油。

什麼是油的「冒煙點」？

台灣人最常見的烹煮方式還是煎、煮、炒、炸為主，青菜大多是用大火快炒，而且多數是使用玉米油、葵花油之類來炒菜，甚至炸排骨也是用這類植物油，這真是個嚴重的錯誤。為什麼呢？因為每一種油耐受的溫度不一樣，未精製的葵花油在攝氏一百零七度就開始冒煙變質了，如果拿來炒菜甚至炸排骨，會產生許多毒素。因此，在選用油品之前，必須先了解什麼是「冒煙點」。

每一種油的冒煙點（Smoke point, 介於熔點與沸點之間）都不盡相同，任何油類只要達到冒煙點以上，就會開始變質，甚至起火燃燒。所以我鼓勵大家不管炒什麼都加一點水來炒，因為水分會將溫度拉低到一百度左右。我把這種加點水來炒的炒法稱之為「水炒」。所有的食用油類的冒煙點都在一百度以上，所以炒菜時只要能把溫度控制在一百度，油就不會變質，吃了也不會有害。很多液態植物油，例如菜籽油和葵花油，冒煙點都在一百零七度，通常大火一炒，一下子就會超過冒煙點，開始變質，吃下這種油，對身體反而有害，但若是拿來涼拌東西就很好。

油的商品名稱非常混淆，例如台灣與大陸很多食用油是菜籽油，或是菜籽、玉米與大豆的混合油，但廠商並不標示清楚，而常用「沙拉油」這個名稱代替。其實，沙拉油（Salad Oil）是一種通稱，凡是可以拿來涼拌沙拉的油就可叫做沙拉油。所以在還弄不清楚油種之前，最好先不要拿來炒菜。橄欖油、花生油、芝麻油的冒煙點約一百六十度，可

各種油品的冒煙點

用途	烹調方式	油品&冒煙點
低溫用油	涼拌（< 49℃） 水炒（100℃）	未精製葵花油（107℃）
		未精製紅花油（107℃）
		未精製亞麻仁油（107℃）
		未精製菜籽油（107℃）
中溫用油	小火炒（130℃）	未精製大豆油（160℃）
		未精製玉米油（160℃）
		未精製冷壓橄欖油（160℃）
		未精製花生油（160℃）
		未精製胡桃油（160℃）
	中火炒（163℃）	未精製芝麻油（177℃）
		未精製奶油（177℃）
		未精製椰子油（177℃）
高溫用油	煎炸（190℃）	未精製植物酥油（182℃）
		未精製豬油（182℃）
		精製菜籽油（204℃）
		精製冷壓橄欖油（207℃）
		精製芝麻油（210℃）
		精製葡萄籽油（216℃）
		未精製酪梨油（220℃）
		未精製苦茶油（223℃）
		精製葵花油（227℃）
		精製大豆油（232℃）
		精製玉米油（232℃）
		精製花生油（232℃）
		精製椰子油（232℃）
		精製橄欖渣油（238℃）
		精製苦茶油（252℃）
		精製酪梨油（271℃）

以炒菜，但還是加一點水比較好。椰子油的冒煙點比較高，在二百三十二度，苦茶油的冒煙點更高，這兩種油拿來炒菜最合適。所以，買哪一種油炒菜是一門學問，我特別整理了一份各種未精製油脂的冒煙點，提供給大家購買與烹飪時參考。

油脂的四種烹飪方式

國外把油脂的烹飪方式分為：Cold Preparation（Condiments & Salad Dressings），Low Heat（Sauces & Baking），Medium Heat（Sauteing），High Heat（Browning & Frying），我們可以把它們對應在涼拌、水炒、中火炒與煎炸四種烹煮方式。

適合涼拌（攝氏四十九度以下）的油：除了常溫下是固體的奶油、豬油、椰子油、酪梨油之外，幾乎任何食用油都適合。

只適合水炒（攝氏一百度、華氏二百一十二度）、不可用中火炒的油：包括葵花油、紅花油、菜籽油。亞麻仁油雖然也算，但因為營養價值太好了，建議生吃才不容易破壞它。

只適合中火炒（攝氏一百六十三度、華氏三百二十五度）、不適合煎炸的油：包括大豆油、玉米油、冷壓初榨橄欖油、花生油、胡桃油、芝麻油、奶油、豬油、馬卡達姆油。酥油是糕餅業者最常使用的油，因為是人造的反式脂肪酸，問題極為嚴重，我堅決反對使用。另外，棉花籽油通常拿來做餅乾，由於對身體有毒性，會殺精蟲，我也不建議食用。

可以大火炒或煎炸（攝氏一百九十度、華氏三百七十五度）的油類：包括杏仁油、榛子油、椰子油、苦茶油、酪梨油。椰子油和棕櫚油的耐熱點都在兩百多度以上，煎、炸都沒問題，但我發現國內這兩種油都是用酸價高的原油再精製而成，不符合我的「好油」標準。如果讀者可以找到未精製而香味濃厚的椰子油或是高品質的冷壓苦茶油，我會建議把它們當作煎炸油的首選。葡萄籽我聽說過去採收時會噴保鮮劑，容易殘留在油品中，這問題現在是否解決了我並不清楚，所以暫時無法提供參考意見。

買對的油、用對的方式烹飪

油的學問真的很大。除了選對油品之外，是否經過精製，也是決定好油與否的標準。台灣的油品有許多障眼法，例如只加了一點橄欖油，就號稱是橄欖 X 酚油，其實是菜籽油。而大部分廠商為了迎合台灣人喜歡大火炒菜的習慣，都把優良的進口橄欖油或其他食用油在台精製。這麼做其實非常可惜，因為精製過的油，就不能算是我們說的「好油」了。精製是現代油品的三大問題之一，我會在第五章有詳細說明。

台灣人買到的植物油一般都是精製過的。拿精製油炒菜，又多了一道氧化的過程，等於錯上加錯，對身體更加不好。最正確的做法、能確保身體健康的烹調方式是，買未精製的橄欖油、麻油，來做中溫烹煮之用，若要炒菜或煎魚，如果買不到好的苦茶油、椰子油或棕櫚油的話，寧可選用豬油、奶油。

因此所謂的好油，就是當你買到也買對了的時候，還要用對的方式去烹調，才能保持它原來好油的成分。所以用沙拉油炒菜實在很冒險，炒菜一定要清楚所用油的冒煙點在幾度，將炒菜時的溫度控制在冒煙點以下，那就是安全的。現代人慢性病、發炎、過敏、婦科疾病……毛病一籮筐，都和吃錯油很有關係。

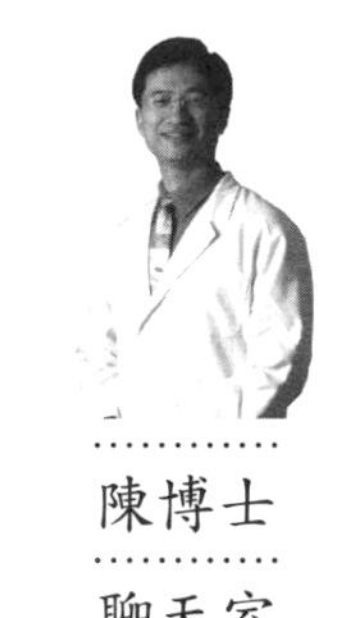

最簡單的用油方法

最簡單的用油方法，其實就是最好的方法。簡單來說，不要買精製油，買一瓶未精製的冷壓初榨橄欖油或苦茶油。青菜盡量用燙的，燙好再拌橄欖油或苦茶油加點芝麻和調味料，就會很好吃。若真要炒菜，加點水降溫，用橄欖油還可以應付。若要中大火炒菜，就必須用苦茶油或椰子油。盡量還是不要吃油炸物，非不得已時，可以考慮用豬油，用老台灣人的老方法。豬油最好用無污染的。也可用椰子油或苦茶油來油炸，但是一方面好油的成本較高，又不能反覆使用；二方面高溫油炸也會使食物變質，所以我比較不鼓勵油炸這種烹飪法。另外，除了食用油，我建議補充富含Ω3的亞麻仁油、深海魚油、海豹油。魚油記得要選購衛生署檢驗合格、無重金屬污染的。

迷思四：別碰豬油和牛油？

小琳是個用功的高三生，與其他同學每天猛K書、考大學不同的是，她每天花好幾個小時看英文報、看美國ABC電視新聞，準備暑假後到美國唸大學。有一天，她在報紙上讀到"French Paradox"（法國矛盾）這個詞，百思不解，上網查詢之後，才發現一項令她顛覆傳統思考的事實。

「法國矛盾」指的是法國人比美國人多吃兩三倍的奶油、豬油、牛油這些飽和脂肪酸，但罹患心臟病的機率卻只有美國人的三分之一。吃傳統油膩膩食物的法國女性，罹患心臟病的機率竟是西方國家中最低的。這到底是為什麼呢？至今美國科學界還是無法完全解釋，因此稱為「法國矛盾」。

「法國矛盾」帶來的省思

一百年來，美國人把造成心臟病、高血壓、腦中風的元兇指向奶油、豬油、牛油這些動物性油脂，因此才有人造奶油的發明與植物油精煉工業的興起。反觀法國人，至今吃的大豆油等精煉植物油比美國人仍然少很多，所以，「植物油比動物油健康」這個理論，遇到法國人就講不通了。

不只法國人，南洋各國的人們，每天常吃的都是椰子油、棕櫚油，這些油也和豬油、牛油一樣，是美國人避之唯恐不及的「飽和脂肪」。幾個世紀以來的海上爭奪霸業，船上載著的食用油，就是一桶一桶的豬油或牛油。還有台灣的阿公阿媽，吃了一輩子的豬油，也沒有聽說有什麼問題，這，到底是怎麼回事呢？

植物油與動物油優劣互見

其實，現代人腦海中「少吃豬油、牛油比較健康」這個觀念，頗有爭議性。首先，我們必須認清的一點是，油脂對人體是非常重要的。無污染的豬油、牛油，並不比大賣場裡熱銷的植物油差。

橄欖、芝麻、花生、茶籽這些含油量高的種子，是用傳統的冷壓（Cold Press）方法，將油從種子裡壓榨出來。這些壓榨出來、未經精製處理的油，都是我心目中的好油，也是世界各國傳統的製油方式。但是你知道大豆、玉米、菜籽是怎麼做成油的？這些含油量低的種子，必須先曬乾，再用化學溶劑（通常是己烷或汽油）浸泡，將油脂萃取（Extract）出來。由於化學溶劑內的己烷、苯、甲苯具有毒性，殘留量必須控制在幾十個ＰＰＭ之內，因此煉油工業的水準與油的品質很有關係。

凡是經過人類食用幾千年的食物通常不會太差，豬油一直是台灣農業社會的主要食用油，因此，它反而比剛被發明的精煉大豆油、氫化植物油（反式脂肪酸）來得令人放心。

豬油、牛油這些飽和脂肪裡面，含有花生四烯酸（Arachidonic Acid），這是它最被詬病的地方，因為花生四烯酸會促使身體發炎。但如果多吃蔬果，少吃精緻澱粉，就可抵銷它的壞處。我們的祖先就是這樣吃豬油的。其實，這些油雖然含有花生四烯酸，但是，它們也還有一些有益身體的優質成分。例如豬油、椰子油、棕櫚油中含有月桂酸（Lauric Acid），它可以抗菌、抗病毒、提升免疫力，這是其他不含月桂酸的液態植物油所沒有的優點。

此外，豬油、牛油在常溫下是固態，穩定性高、可耐久保存、不易變質，較耐高溫烹調，比液態植物油（如葵花油、沙拉油）更適合用來炒菜，更不容易氧化產生自由基。所以，下次如果你有機會吃到豬油拌飯或是豬油拌番薯葉，就不必罪惡感太重了。

迷思五：人造奶油比奶油安全？

……

大明的阿姨八年前全家移民南非，媽媽為了讓大明與妹妹小梅學英文、熟悉外國環境，每年暑假，總是讓他們到南非找阿姨。阿姨很喜歡這兩個外甥，所以每天都把他們餵得飽飽的。

大明與妹妹小梅剛從南非回來時，各胖了三、四公斤，媽媽趕緊帶兩兄妹來給我看診。看診的原因不是因為變胖，而是鼻子過敏的問題越來越嚴重，無時無刻都必須張口呼吸、鼻子已經完全不通了。不但如此，大明的注意力也很不集中，記憶力很差，一個月可以丟掉三把鑰匙，上課也常被老師點名。一問之下，我發現大明與妹妹都偏好奶製品，尤其是人造奶油。在南非的兩個月，大明每天喝兩大杯牛奶、幾條小乳酪，還喜歡在烤麵包上塗人造奶油、熱騰騰的馬鈴薯切開、加一塊人造奶油。回到台灣後，大明還常叮嚀媽媽要多買一些人造奶油，因為阿姨說人造奶油是植物油，對身體很好。

……

近二、三十年來，有越來越多的台灣人，受到西方飲食影響，以烤麵包加奶油當早餐，而且聽說奶油不好，就改吃人造奶油。長期下來日積月累的結果，造成很多問題，例如高血壓、高血脂、心臟病、中風、各類過敏、自體免疫疾病、免疫力下降、肥胖……等等。

反式脂肪千萬吃不得

「人造奶油比奶油安全」這個觀念，其實是個天大的錯誤。人造奶油又稱為乳瑪琳（Margarine），自從一百年前被發明以來，都是以液態的植物油「氫化」而成，所以屬於「氫化植物油」（Paritially Hydrogenated Vegetable Oil），含有反式脂肪酸（Trans Fatty Acids）。反式脂肪酸在自然界幾乎不存在，人體不會自行分解，比毒蛇猛獸還可怕，所以碰都不能碰，但卻有很多人誤以為它是好東西，大吃特吃。

氫化植物油在我的壞油排行榜中位居第一名，只要是過敏、自體免疫、心血管疾病的病人，一定要停止吃反式脂肪酸，配合其他療法，身體才有機會恢復正常。這一點絕對要做到、完全沒有妥協餘地。

無法代謝的反式脂肪酸

既然人造奶油不好，為什麼會被發明出來呢？當然，科學家剛開始並不是這麼想的。早在一百多年前，美國人開始認為奶油、豬油、牛油這些動物性油脂，吃了容易堵塞血管，所以應改吃植物油。偏偏美國人又喜歡吃烤麵包塗奶油或烤馬鈴薯包奶油，食品業者為了迎合廣大消費者的喜好，便把大豆油、玉米油、菜籽油等液態植物油，在實驗室中經過「氫化」的過程，使其呈固態狀，然後再加些人工色素和香料，味道就跟天然奶油很接近了。

業者原先以為，這樣的人造奶油沒有動物性油脂的缺點，卻沒想到，最近的研究結果發現，人造奶油的問題遠比動物性油脂還要嚴重。奶油雖然有花生四烯酸的問題，但是只要多吃蔬菜水果，適度運動，就可抵銷它的缺點。反觀人造奶油，因為經過氫化過程，油脂已成為人體無法代謝的反式脂肪酸，是體內的定時炸彈，反而比奶油還要糟糕。最近由於反式脂肪酸逐漸被大眾所摒棄，業者已開始改良乳瑪琳的配方，很有可能使用其他的固態油脂製成人造奶油，可以不含反式脂肪酸。

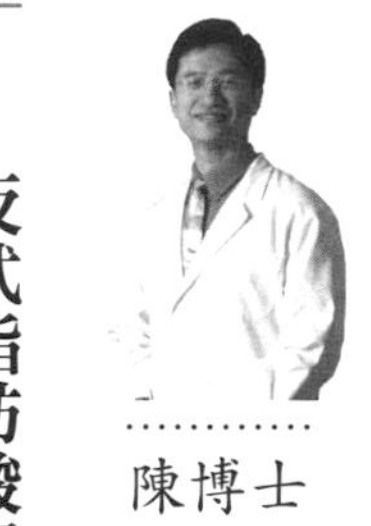

陳博士聊天室

反式脂肪酸與過敏

反式脂肪酸會造成的眾多問題，其中之一就是皮膚過敏。西醫對皮膚過敏沒什麼好辦法，只能擦類固醇或吃類固醇，但是症狀壓下去了，過一陣子又發作，而且比上一次更嚴重。擦過類固醇的皮膚和原來皮膚不一樣，照到陽光或接觸到冷熱水的反應，與健康皮膚大不相同，因此，我相當反對使用類固醇。臨床上，我看過太多皮膚過敏的案例。在美國時，我看過好幾個「體無完膚」的小朋友，全身包得密不通風，被小兒科醫師轉診過來，因為，西醫已經拿他們沒辦法了。在我的觀念裡，皮膚過敏其實是皮膚裡面有毒素（或是心理壓抑），而反式脂肪酸就是毒素的一種。

皮膚裡的毒素首先會讓人發癢，其次會在手肘內窩、膝部膕窩或是在頸部接觸到衣領的地方起疹子。肘窩和膕窩因為容易流汗與細菌滋生，因而刺激皮膚，誘發皮下的毒素發作。頸部接觸到衣領處容易過敏的原因是，夏天流汗後、汗滲透到衣服裡面，把未洗淨的、殘留在衣服上面的洗衣粉溶解出來，刺激皮膚，造成皮膚過敏。如果體內毒素累積太多，皮膚甚至會流汁、起疹塊或結疤。我治療皮膚過敏的原則是，體內與體外都要排毒，身心內外清爽，過敏就好了。

以上是從巨觀來看，如果從細胞的微觀層次來看，吃了壞油的人，他的細胞膜就是用比較多的壞油所構成，所以細胞膜比較不穩定，一遇到過敏原，就容易啟動過敏反應，產生紅腫、流汁等現象。總之，不論是皮膚過敏、鼻子過敏、慢性中耳炎、氣喘……哪一種過敏，它們在細胞分子層面的機制都是很類似的，而避開毒素或過敏原，都是最基本的方法。

迷思六：素食對健康大大有益？

美惠從小乖巧孝順，高三那一年，母親得了乳癌，動手術搭配生機飲食後，治療效果不錯。為了還願，也為了健康，美惠陪著母親吃全素。二十二歲那一年，與在佛學研習營認識的先生結婚，生下小華。美惠聽說小孩子吃素不錯，因此讓小華從嬰兒期開始也吃全素。公公婆婆卻認為吃素會營養不良，除了常與媳婦討論，希望恢復正常飲食之外，也心疼孫子，偷偷給他吃雞蛋、瘦肉、牛奶。雖然表面上大家還算和氣，但是心裡面卻造成美惠不少困擾。

這是我在飛機上遇到的真實故事。當時小華已經四歲了，長得斯文乖巧，雖然機艙中擁擠無聊，但他不太會吵鬧。美惠這四年來，雖然一直堅持給小華吃全素，但心中也不免擔心，從小茹素是否真的會營養缺乏呢？

……

針對美惠的疑惑，我的回答是：吃素可以吃得很健康，也可以吃得很不健康。

台灣的素食者吃得並不健康

素食雖然是一個健康的觀念，但是在台灣，素食人口多數卻吃得很不健康。許多統計發現，台灣素食者罹患心血管疾病的比例，比一般人還高。最近，慈濟大林醫院分析三千六百八十九位健檢民眾發現，吃素女性的三酸甘油脂比葷食女性高，好膽固醇也比較低。香港也是如此，二〇〇六年，香港中文大學醫學院發現，長期吃全素的人，因維生素B12缺乏，同半胱氨酸（Homocysteine）升高，血管比一般人更容易硬化。

很多人吃素是為了健康，沒想到卻反而更不健康，實在很諷刺。其實，如果吃素吃得正確，的確可以降低乳癌、直腸癌、子宮肌瘤、動脈硬化、腦中風、糖尿病、類風濕性關節炎……等等慢性病的罹患率。但是如果吃得不正確，卻會導致動脈硬化、糖尿病、缺鐵型貧血、惡性貧血、憂鬱症、厭食症、代謝症候群、生殖功能衰退……等等問題。

我們再回到大林醫院的調查來看看，為什麼吃素的女性反而好膽固醇太低、壞膽固醇升高呢？那是因為她們吃了太多氧化油脂與氧化膽固醇的關係。台灣的素食者通常吃得很油，不論是素食餐廳或家裡的素菜都炒得太油，而且絕大多數都是用精製植物油或冒煙點很低的植物油，這些油要不是本來品質就不好，要不就是大火一炒就氧化了。這還不打緊，節省的家庭主婦通常還有清剩菜的習慣，於是再把一盤盤變質或氧化的油全掃下肚。

再者，台灣的素食者喜歡吃素雞、素魚這些豆類再製品。業者深怕口感不好或不夠香，常常以油炸、煎炒的方式處理這些素料。加上很多素食者或老年人口味較重，動不動就用植物油油炸食物，例如炸香菇、炸茄子、炸甜不辣……等等。總之，吃了這麼多的氧化油，如果新鮮蔬果又吃不夠，壞膽固醇怎能不升高？至於三酸甘油脂過高的原因，則是因為吃了太多澱粉的關係。

生機飲食比較好嗎？

國外的素食者就吃得健康多了，他們的蔬菜多以涼拌或生吃為主，是真正的生機飲食。我在美國唸書時，有不少同學吃素，他們通常是新鮮蔬菜一袋一袋拿來就吃的。台灣的素食者則習慣吃炒青菜，因為台灣地處亞熱帶，氣候溼熱，微生物較多，所以蔬菜習慣洗過、煮熟才吃，吃生菜沙拉的習慣沒有歐美國家普遍。其實，要解決這個問題很簡單，只要將蔬菜洗淨後用滾水川燙十到二十秒，撈出來拌一些冷壓橄欖油即可。我個人很注意蔬果的生鮮度，不論你現在吃素或吃葷，我都建議每餐一定要吃新鮮的蔬菜或水果。生吃蔬菜營養價值高，現在科技發達，可以用蔬果機、臭氧機把細菌處理掉。蔬果最好是吃有機栽培的，才不會吃到農藥與化肥。但是有機蔬菜因為沒有噴灑農藥，常會有細菌的問題，所以要洗乾淨，並燙個十到二十秒把大部分細菌殺死。如此一來，不但不用擔心細菌的問題，而且蔬菜的營養素也都能保留下來。

食物比例要吃得正確

素食者還有另一個問題，那就是食物比例通常不對，這個現象，不只台灣，全世界各國的素食者都一樣。因為吃素者一旦避開肉類，蛋白質與脂肪的攝取就會比較缺乏。很多初學素食者都會犯這個毛病，而出現血糖不穩、膽固醇過低、甲狀腺低下或血清素缺乏的問題。所以素食者必須特別注意蛋白質與脂肪的補充，三餐都要有，而且比例要對。這個比例必須經過精密檢測與計算，結果會因為每人體質不同而有明顯差異。有些人會因此很容易吃素，有些人則會吃得很痛苦，這與每人天生體內代謝澱粉、蛋白質、脂肪的不同傾向有關，也和血型與體質酸鹼性有一點關係。吃對食物比例以後，精神會很好，體力充沛，不容易餓，體重會很標準，也不容易生病。但如果吃錯，身體就會出現問題。

適時補充營養素

長期吃素的人，建議要定期抽血檢查體內的鐵質與維生素B12含量，這二種都是肉類含量較多、蔬菜含量較少的營養素。鐵質缺乏容易貧血，維生素B12不足會造成惡性貧血與動脈硬化。另外，由於植物性蛋白質不像肉類或蛋的動物性蛋白質那麼完整，建議豆類與穀類應搭配一起食用。

從中醫的角度來看，大部分的蔬果性味偏於寒涼，肉類則偏溫，所以虛寒體質的人如果吃素，要注意每一餐的食物屬性，多攝取一些性屬溫熱的蔬果、堅果、辛香料，並且要多運動以提高基礎代謝率，才不會越吃體質越寒。（詳情可參見附錄三「認識寒熱體質與食物屬性」）

至於孕婦與嬰幼兒是否適合吃素，我認為，孕婦與嬰幼兒要特別注意營養的問題，因為懷孕期及哺乳期，母親與嬰兒對養分的需求比較特殊，需求量也比較高，如果吃全素，臨床上發現，比較可能有熱量、蛋白質、鈣、鐵、鋅、維生素B12、維生素D攝取不足的情形。我建議不妨補充吃些雞蛋和鴨蛋，可能會好一些。

總之，台灣的素食者如果要吃得健康，必須注意以下問題。第一，農藥與化肥殘留；第二，素肉的製作是否有許多人工添加物；第三，素食餐廳或家庭烹飪的用油問題；第四，優質蛋白質與好油是否足夠；第五，維生素B12與鐵質是否缺乏；第六，體質與食物的寒熱屬性是否平衡。

迷思七：低蛋白質飲食可以預防疾病？

張先生是一家紡織公司的總經理，三年前健檢時發現有C型肝炎，去年開始覺得身體很疲累，而且兩腳大拇趾又腫又痛，痛起來有時兩三天都不能走路，醫生說是痛風，李先生因此開始吃素，改變以往大魚大肉的習慣，平時只吃燙青菜與白飯，完全不吃任何蛋白質與油脂，包括一切肉類、魚類與豆類。吃了半年之後，張先生覺得痛風好像有好了一些，但情緒卻變得很低迷、精神不振，老是往壞處想。在公司年度健檢時發現，原本過高的膽固醇突然掉到只剩一百，而血糖竟然太高，已達糖尿病的標準。除此之外，張先生常常覺得事事不順，老想躲在家裡，有時連續三四天沒到公司上班，甚至有輕生的念頭。後來張太太請了一位西醫朋友來家拜訪，才發現張先生得了憂鬱症。

張先生的問題出在蛋白質突然缺乏，導致腦中血清素過低，引發憂鬱症。肉類與油脂攝取不足也使膽固醇過低。血糖過高則是因為家族遺傳、壓力太大、缺乏運動、精緻澱粉吃太多所引起。

……

蛋白質是身體不可或缺的物質

最近幾年來，世界各國的華人圈為了健康，紛紛流行起「超低蛋白飲食」。其實，這個觀念是相當有問題的，因為蛋白質對我們人體的生理運作、免疫功能甚至腦部運作都非常重要。蛋白質（Protein）是除了水分以外、構成人體最主要的物質。希臘字“proteos”就是「最重要」的意思。蛋白質既是身體正常運作最重要的成分之一，所以低蛋白飲食對身體將會造成很大的影響，理由如下：

第一，蛋白質可以長肉。我們肌肉的成分是蛋白質，全身裡裡外外的細胞也大多由蛋白質所構成。所以蛋白質吃太少的人就會很瘦。

第二，人體的皮膚、酵素、抗體、內臟細胞、神經細胞、血管、血球、神經傳導物質、細胞激素……等等，很多都是蛋白質構成的。還有很多荷爾蒙也是蛋白質分解後合成的，例如甲狀腺素，它是由酪胺酸（Tyrosine）這種氨基酸所構成的。蛋白質進入腸胃後，先分解成胜肽，再分解為氨基酸。我們身體有八種必需氨基酸，必須從食物中取得，身體無法自行製造。

第三，蛋白質還能供給能量、調節酸鹼度、調節滲透壓、攜帶養分、以及傳遞細胞間訊息……等等。所以，蛋白質攝取不足，會產生很多問題。

排毒餐不是人人適用

以大家都很熟悉的「排毒餐」為例，排毒餐的內容通常是由高纖和高澱粉類食物所組成，也就是低油與低蛋白飲食。當初的設計是為了癌症患者所需，治療效果也不錯。加州有一研究機構統計二十年來的臨床資料發現，八〇％的癌症患者是適合吃低蛋白飲食的。但大部分的民眾卻並不一定適合超低蛋白飲食，如果不弄清楚自己的體質，還是會吃出問題。因為蛋白質與脂肪每個人的需求量不同，這可以經由檢測血液、唾液、尿液與諮詢得知。

最近，有個病人來找我，她的症狀是每天早上昏沉沉的、頭痛、冒冷汗。我一問之下才發現，她是因為接受了朋友的建議，每天早上只吃一條地瓜，不吃其他東西，所以才會出現血糖不穩的現象。於是，我告訴她除了地瓜之外，可以再多吃兩顆水煮蛋、如果能再加半顆芭樂會更好。結果才一個禮拜，她就不藥而癒了。

台灣的阿公阿媽年輕時吃的三餐雖然相當類似於排毒餐，蛋白質吃得很少，但他們非常重視油質的攝取，知道一旦油吃太少就會沒體力、容易肚子餓，所以一有機會就會藉由年節拜拜打牙祭或平時抓野味、捕魚蝦等等方式，來補充蛋白質的不足。大多數人如果要吃排毒餐而不吃出問題，每天必須有大量的體力勞動，例如上學走三小時的路或每天種田、擔水等。現代人多半達不到這種勞動標準，因此才會出現免疫力下降、憂鬱症、糖尿病、肥胖、三酸甘油脂過高……等等問題。

有關蛋白質其他的詳細資訊，在後面的章節裡會有更詳細的介紹。

迷思八：多喝牛奶才能補充營養？

小琪今年五歲，上幼稚園中班，很會畫畫，體能也很好，但就是語言表達比同學差了一些。小琪最喜歡上幼稚園的原因是可以吃點心，尤其園裡最近經費充裕，每天會給小朋友兩杯鮮奶、好幾包餅乾與乳酪條。老師告訴媽媽，小琪最近懶懶的，和以前好像不大一樣，聽力也比較差，常常沒聽到同學或老師在叫她。

媽媽帶小琪看小兒科醫師後，才發現小琪有嚴重的中耳炎、耳膜有破洞，要趕緊服用抗生素，而且有可能要做引流手術。小琪媽媽一聽到要動手術，不免擔憂心急起來，只怪自己平時太專注於工作，沒有注意到小孩。現在回想起來，難怪最近小琪常會挖耳朵，而且有臭味，媽媽以為是洗澡時水跑進去，原來是耳朵已經化膿。

媽媽有個高中同學在當護士，建議小琪的媽媽帶去給自然醫學的醫師看看。結果醫師一看，發現是幼稚園的牛奶、餅乾與乳酪惹的禍，要小琪嚴格遵守停吃一切乳製品，並且服用一些天然藥劑。三個星期後，小琪的耳膜便自然癒合，也不再挖耳朵了。

……

上述只是我看過的許許多多小病人中的一個。我和我太太在美國逛超市時，常常在賣鮮奶的冰櫃前，看到許多媽媽一邊推著購物車、一邊選購鮮奶。購物車上有個嬰兒椅，上面坐著臉上長痘痘的小嬰兒。起初我會不好意思，後來我和我太太都會建議買牛奶的媽媽不要再買牛奶了。

為什麼大家都在鼓勵喝牛奶，而我卻持相反意見呢？因為牛奶是給牛喝的，不是給人喝的。以下是幾個不應該喝牛奶的理由，大家看了之後，就能明白其中的道理。

一、牛奶中的蛋白質容易使人過敏

牛奶或乳製品（乳酪、奶油）含有許多蛋白質，容易使人產生過敏（如異位性皮膚炎、鼻子過敏、鼻塞、氣喘、食物過敏、中耳炎、扁桃腺炎、消化不良、腹瀉、腹脹、腹痛、便秘……）與自體免疫疾病（例如多發性硬化、類風溼性關節炎、第一型糖尿病、紅斑性狼瘡……）。根據統計，牛奶是引起慢性食物過敏的排行榜元兇，而慢性食物過敏則是一切過敏的基礎。牛奶所含的蛋白質在人的腸道中，一方面因腐敗而產生毒素，另一方面因過敏產生免疫複合體，引起腸漏症，使更多腸道中未消化完全的蛋白質、過敏原、毒素等滲到血管中，形成更多嚴重問題。

二、九〇%的成人有乳糖不耐症，缺乏分解牛奶的酵素

牛奶中的乳糖與酪蛋白，嬰兒體內有特定的酵素乳糖酶（Lactase）與凝乳酶（Rennin）來分解它，但等到三歲乳牙長齊之後，很多人這種酵素就會消失，因此三歲以後喝牛奶的話，容易引起消化不良。

三、牛奶中的蛋白質比人奶的大且緻密，不易消化

酪蛋白（Casein）佔牛奶的八二%，在人胃中極難消化，是造成嬰幼兒消化不良與腹瀉的主因。牛有四個胃，透過不斷的反芻，才能把酪蛋白消化，但人只有一個胃，很不容易消化酪蛋白。

四、牛奶中的蛋白質比例與人不同

人奶中的酪蛋白（Casein）佔四〇%，牛奶的酪蛋白卻佔了八二%。酪蛋白的最大作用就是會使人快速長大，所以小牛出生後每個月體重增加一倍，滿三個月時已至八倍之多。所以喝牛奶的寶寶長得又白又胖，一點也沒錯，但這種胖是虛胖，不結實，而且喝牛奶的小朋友只長肉不長腦。相反的，喝母奶的寶寶，到六個月大時體重才增加一倍，但卻長得比較結實，反應也比較靈敏。

此外，牛奶中的白蛋白（Whey）含量才一八%，而人奶的白蛋白則高達六〇%。白蛋白的功能有助於大腦發育和免疫力的提升，在嬰幼兒發育成長的過程中扮演非常重要的角色。另外，人奶中含有大量的牛磺酸（Taurine）與卵磷脂（Lecithin），這兩種養分加上白蛋白，能促使嬰兒腦部快速發育，牛奶則缺乏這些養分，所以喝母奶的小朋友會比喝牛奶的小朋友長得結實又頭好壯壯的緣故就在這裡。

常常有人問我，牛奶不能喝，那羊奶呢？羊奶比牛奶好一點，因為羊奶與人奶比較接近，還有，羊奶不易過敏，牛奶容易過敏，因為牛奶的蛋白非常巨大，而羊奶和人奶的蛋白都小得多，容易被人體分解、吸收。

五、現代牛奶含大量的雌激素、生長激素、抗生素、殺蟲劑和農藥

為了要使母牛產出大量乳汁，農夫會在飼料中添加人工雌激素。現代女性初經提前與乳癌罹患率提高，皆與此大有關係。為了要使牛隻長得又快又壯又不生病，飼料中也會添加生長激素、抗生素和農藥，人喝了牛奶，等於間接的把這些人工添加物統統喝下肚。

六、喝牛奶容易造成骨質流失

牛奶雖然鈣質含量豐富，但也富含生長因子（IGF-1），大量鈣質與 IGF-1 會過度刺激造骨細胞形成，使人的上半輩子長得高大，但下半輩子卻因造骨細胞用罄，而骨質大量流

失。（註：人一輩子有多少造骨細胞是固定的，用完就沒了。）全世界牛奶消耗量最大的四個國家（英國、美國、瑞典、芬蘭），同時也是老年人罹患骨質疏鬆與髖關節骨折率最嚴重的四個國家。反觀非洲國家幾乎不喝牛奶，但骨頭卻堅硬無比，老了也不會彎腰駝背，例如班圖人（Bantu），他們不喝牛奶，但吃大量的蔬菜，而所有的深綠色蔬菜（番薯葉、菠菜）和十字花科類蔬菜（花椰菜、甘藍、芥藍）和豆類，都含有足夠的鈣質，是人類在大自然界的食物裡面，鈣質攝取的主要來源。這也更加能夠證實，要預防骨質疏鬆，應該多吃蔬菜，而不是多喝牛奶。

七、牛奶經過高溫殺菌，許多成分遭到破壞

現代社會因衛生觀念所致，鮮奶皆經過攝氏一百三十度／三至五秒的「超高溫殺菌」。即使在攝氏七十二度所謂的「低溫殺菌」，溫度也頗高。牛奶在高於攝氏六十二度、華氏一百七十度的溫度下，原有的酵素、乳酸菌與維生素就會被破壞，所以不但不易消化吸收、缺乏營養，而且對健康不利。實驗亦證明，餵給小牛高溫消毒過的牛奶，小牛反而活不到壯年就會死亡。

以上七大理由，足以說明大部分人類為什麼不適合喝牛奶。其實，我們從動物學的角度來看，「乳汁」的目的，是為了要餵養剛出生的小動物，等動物長牙之後，就應該斷奶，吃正常食物了。地球上，只有人類長齊牙齒之後，還在吃奶，而且是吃其他動物的奶。這些現象，是否違反了大自然的規律？值得大家三思。

第五章

追求健康，從改變飲食習慣開始！

要追求全家人的健康，就要從改變飲食習慣開始！包括多吃好油、少吃壞油；攝取優質蛋白質和澱粉；戒掉吃壞零食的習慣；適時適量補充天然維他命；盡量吃有機無毒的蔬菜等等。唯有建立正確的健康飲食觀念並確實去做，才能解除一代不如一代的魔咒。

解除一代不如一代的魔咒

台灣近六十年來，每一代人的體力、耐力與靈敏度，都呈明顯下滑現象。造成這種「一代不如一代」情況的因素很多，除了前面已提過的環境污染、農藥與化肥、人工添加物大量使用、飲食偏差、運動缺乏、作息紊亂、藥物濫用……等等之外，還有一個原因是現代婦女的身體健康比以前的人差。在懷孕階段，母體庫存的營養就不像從前那麼充足，母親也經常會吃到一些污染的食物，包括藥物與毒物，所以嬰兒從胚胎期開始，就處在一個比較不利的環境。

吃得多未必吃得好

當然，以前的物質生活條件沒有現在富裕，吃的量也比現在少，有時連顆雞蛋都是奢侈的享受。但要知道，從前的人儘管營養不良或不足，但她們吃下肚的，卻都是貨真價實，沒有農藥、化肥或任何人工添加物的食物，那些東西的營養成分，可是多倍於我們現在吃的。所以從另一個角度來看，現代婦女的飲食營養不能說比較充足，反而是比較缺乏。大多數人都誤解了所謂的「營養不良」的意義。其實現代人營養不良的情況比以前更嚴重。例如現在一般蔬菜裡的維生素、微量元素、特殊植物營養素含量，只有有機蔬菜的二分之一至三分之二左右，而現代人的蔬菜已經吃得夠少了，裡面的營養素也少得可憐，兩者相乘之下，總量更是少之又少。現在的肉也有很多抗生素、生長激素與人工雌激素的問題，吃了弊多於利。現代飲食值得驕傲的只有卡路里，但國人已普遍卡路里過量，澱粉、糖類吃太多，礦物質、維生素等等重要的物質卻相當缺乏。

母體營養不足對下一代的影響

我在台大唸書的時候就觀察到，患有自閉症、過動兒的孩童比例，有越來越高的趨勢，而且社經地位越高的父母，生下這類小孩的比例也越高，反而是一些勞動者，例如農夫，生下這類小孩的比例很低。二十幾年前的我，尚不知答案為何，至今仍有很多西醫也不知原因何在，其實問題出在，越是高社會經濟地位的父母，他們吃的飲食越精緻、污染越嚴重、運動量越缺乏、生活型態越偏離正常軌道、接觸到現代科技的機會越多，所以精子與卵子的品質越差，母體提供的環境也越不利於胎兒。這是多方面的綜合影響，必須全方位調理，但是飲食的改善是第一步，也是最基本的。

飲食的改善要從小紮根

現代農作物的耕作方式使土壤養分大量流失，為了補充流失掉的養分，又添加了化學肥料，使得食物裡的營養成分越來越貧瘠，毒素也一代一代越來越多：殺蟲劑、戴奥辛、多氯聯苯、重金屬……，污染物實在太嚴重了，加上運動量也少，這樣的結果，導致國人的健康一代不如一代。台灣如此，大陸也不相上下，甚至更糟糕，其實全世界的情況都差不多。只要社會的文化、經濟持續進展，不重視環保與健康，就會朝著這個方向走。

丹麥科學家史考克巴克（Niels Skakkeback）在一九九二年時首度披露，全球男性精子數過去五十年來已減少一半，從一九四〇年的每毫升一億一千三百萬隻，下降到一九九一年的六千六百萬隻。法國科學家也發現，巴黎男性的精子數，過去二十三年以每年二%的速率在遞減。到了二〇〇三年，已有一五%的男性精子數低於二千萬隻，而這已是能否受孕的最低標準。

保守估計，如果男性的精蟲數量，以每年一%的速率遞減，那不就意味著人類會在一百年內自動滅亡了嗎？所以，這個問題，引起國際性的關注。哈佛大學已證實精蟲減少的罪魁禍首是環境毒素，研究結果發表在二〇〇三年流行病學雜誌上。英國科學家Shiva Dindyal於二〇〇四年總結，塑膠、西藥DES、DDT、戴奧辛、多氯聯苯、人工雌激素、放射線等等，都是毒殺精蟲的元兇。

精子是人類傳宗接代的工具，對環境毒素最敏感，最能反映出我們人類今天所處的環境乾不乾淨。精子問題，只是冰山的一角。面臨這樣的人類危機，我們每一個人都有責任，要盡全力將它扭轉回來。

以下，我們將介紹日常生活中非常重要的健康知識和觀念，我認為，不只是成年人必須知道，我們更需要往下紮根，讓下一代培養正確的觀念，如此才能解除「一代不如一代」的魔咒。

健康第一招：多吃好油，少吃壞油

油的三大問題

精製（Refined）氫化（Hydrogenated）和氧化（Oxidized）是現代食用油的三大問題。

精製油成分已變質

什麼是「精製」呢？廣義的精製，就是利用高溫（攝氏二百六十度）、高壓（兩大氣壓），把油中的雜質與水分去除掉的過程。去掉雜質與水分之後，油質變得晶瑩剔透、不易敗壞、有效期限延長，低溫也不會起霧狀。然而，在如此高溫高壓的情況下，油的成分已變質，不再是原始的風貌。而精製前的那些雜質，正是油寶貴的營養成分，只因成分較不穩定，容易敗壞，業者為了防止顧客買到壞掉的產品，於是便透過精製這個程序，以延長使用期限。台灣市面上看得到的各種植物油，八五％以上都被精製了。因此，在超市或大賣場，我們可以買到純橄欖油、純大豆油、純玉米油、純葵花油、純棕櫚油等等，卻不容易買到不純的、未精製過的油。至少目前是如此。

台灣位於亞熱帶，可以多吃椰子油和棕櫚油，如果我們自己不生產，不妨考慮從菲律賓進口。這兩種油不僅耐高溫適合炒炸，非常適合台灣主婦炒菜的習慣，還含有一種叫做月桂酸（Lauric acid）的成分，具有容易消炎、穩定甲狀腺等作用，對身體健康相當有幫助。我曾經在國內的大賣場發現四公升裝的棕櫚油，先是喜出望外，之後卻大失所望，原來已經被氫化了。其實，如果原油（Crude Oil）的品質夠好，是可以直接食用的，可惜大部分的廠商不重視這一點，而用劣質的高酸價原油，再用精製的方法把雜質與化學溶劑去除。我知道國外目前有些高級原油所製成的椰子油，風味一級棒，當然價位也稍微貴一些。

至於橄欖油、花生油、芝麻油、苦茶油這些可以冷壓出來的油，希望廠商千萬不要再拿去精製。大家在購買的時候也要特別注意，要多買未精製的這些植物油，才能吃到有益健康的營養素。

植物油的製造過程

一、冷壓

採收↓清洗↓烘培↓冷壓（冷壓橄欖油、花生油、芝麻油、苦茶油）

二、精製

採收↓清洗↓薄片↓化學溶劑萃取↓蒸餾↓去膠質↓精製（精製椰子油、大豆油、玉米油、菜籽油）

三、氫化

採收↓清洗↓薄片↓化學溶劑萃取↓蒸餾↓去膠質↓精製↓漂白↓除味↓加防腐劑↓氫化（氫化棕櫚油、乳瑪琳、酥油）

氫化油是健康頭號殺手

所謂「氫化」，就是把植物油變成反式脂肪酸的過程，大家經常吃的「人造奶油」，就是氫化過的油。

人造奶油的製作方法，是在每個植物油分子裡加兩個氫原子，使原本順式脂肪酸（*cis*-Fatty Acid）變成反式脂肪酸（*trans*-Fatty Acid）。反式脂肪酸由於分子的極性較大，油分子之間的互相吸引力較強，所以在常溫下（攝氏二十五度）是固態，相當穩定。而原本的大豆油、玉米油這些植物油，在常溫下比較不穩定，呈液態。這就像變魔術一樣，液態的植物油，加了兩個氫之後，就變成固態的氫化植物油，然後再加點調味料、人工香料與色素，味道與模樣就跟奶油一樣了。

大家最耳熟能詳的人造奶油就是乳瑪琳。從三十年前開始，台灣人就很盛行吃乳瑪琳，至今仍歷久不衰。另外一種氫化植物油，大家比較沒聽說，但卻更常吃，那就是植物性酥油（Vegetable Shortenings）。酥油是麵包師父做麵包或餅乾時，幾乎都會加的油，以前多半是用豬油，但現在幾乎全都用氫化植物油作成的酥油。它可以使糕餅、麵包的口感更好。除此之外，由於氫化油不易敗壞，可重複高溫油炸，使食物酥脆、賣相好，有很多業者都使用氫化棕櫚油來油炸食物，例如炸雞、薯條、洋芋片、餅乾、蘇打餅、爆米花、油條、臭豆腐、鹽酥雞……等等。所以，外食族或喜歡吃麵包、糕餅、零食的人要小心了，你可能在不知不覺之中，吃下了許多對健康有害的「氫化油」。

氫化油可以說是健康的頭號殺手，因為自然界幾乎沒有氫化油存在（除了牛肚子裡的細菌會製造一些之外），人類自古以來的食物裡也幾乎沒有這種東西，所以只要一吃下肚就糟糕了！有多糟呢？由於反式脂肪酸在我們的生化反應裡是完全不被接受的，所以會導致體內生理功能出現多重障礙，就像原本應該吃油的引擎，卻以水代油灌進油箱一樣，久而久之，引擎自然就會故障。

加拿大政府健康部門於一九九二年曾經做過一個實驗，將母奶收集起來化驗，發現其中有高達七．二％的成分是反式脂肪酸，這表示母親本身吃了很多人造奶油、糕餅或其他氫化油。試想，母奶中有七％是根本不能吃的氫化油，多麼恐怖！也難怪現在有那麼多小朋友從小就有一大堆毛病。另外，美國解剖各個年齡層的意外身亡者發現，由於從小就吃不該吃的東西，兩歲兒童的血管已經開始有脂肪紋（Fatty Streaks）的現象。要知道，血管管壁本來應該是光滑的，可是現代很多小孩的血管壁卻已經有脂肪斑紋，使血小板與壞膽固醇開始堆積，形成硬化斑塊，難怪中風的年齡會越來越低。過去，美國的研究向來認為油脂攝取越多，癌症罹患率越高，近幾年用更精確的統計分析，卻進一步發現，原來是氫化植物油吃越多，癌症罹患率越高。

因此，美國政府規定，從二〇〇六年起，食品要清楚標示反式脂肪酸的含量。紐約市

健康頭號殺手：氫化油

氫化油的各種名稱

反式脂肪酸（Trans Fatty Acid）、轉化脂肪（Trans Fat）、氫化植物油（Hydrogenated Vegetable Oil）、氫化棕櫚油（Hydrogenated Palm Oil）、植物乳化油、植物酥油（Vegetable Shortenings）、起酥油

優點

不易敗壞、可重複高溫油炸、降低成本、使食物酥脆、賣相好

缺點

自然界幾乎不存在、人體無法正常代謝、有肝毒性、干擾必需脂肪酸的代謝、細胞膜缺損、荷爾蒙障礙、增加壞膽固醇、使血管硬化、心肌梗塞、腦中風、過敏、自體免疫、免疫力下降、癌症、糖尿病病變

哪些業者經常使用

食品加工廠、麵包糕餅店、速食店、西餐廳、一般餐廳、飯店、早餐店

隱藏在什麼食物中

1. 油品：人造奶油（乳瑪琳）、植物酥油、炸油
2. 需油炸、烘烤、酥製的食物：炸雞、薯條、烤麵包、餅乾、蘇打餅、爆米花、油條、鹽酥雞、臭豆腐、炸排骨、炸雞腿……等等
3. 零食糕餅類：洋芋片、冰淇淋、巧克力、餅乾……等等

政府二〇〇六年十二月下令，全州禁用反式脂肪酸。丹麥也規定，從二〇〇四年起，含反式脂肪酸超過二%的食品，不得在丹麥販售，顯示各國都開始正視這個問題。而在台灣，一般民眾不曉得反式脂肪酸對身體危害的嚴重性與存在的普遍性，麵包師傅、餐廳廚師、路邊的小販更不知道他們用的油對健康有多大影響，食品標示更是不清不楚，種種現象實在令人相當憂心。

氧化的油容易產生毒素

空氣中有五分之一是氧氣，氧氣是大多數生物賴以生存的氣體。人類可以幾個月不吃東西、幾天不喝水、但不能幾分鐘沒有氧氣。許多物質在空氣中會自然氧化，例如報紙放久會變黃；如果溫度升高，氧化的速度會增快很多，例如報紙燃燒，產生火焰。

油脂在自然界中也會氧化。在低溫時，比較穩定不易氧化，所以許多在室溫下呈液態的油脂，例如橄欖油、亞麻仁油、魚油，我建議平時放在冰箱冷藏。油脂在高溫時，非常不穩定，容易氧化，不但產生自由基、致癌物質、而且會產生反式脂肪酸，所以一切油脂，我建議在它的冒煙點以下烹調，以免變質氧化，產生有毒物質。

自然界的物質以三種型態存在：固態、液態和氣態，油也一樣。低溫時呈固態，中溫時呈液態，高溫時呈氣態。由固態轉變為液態的溫度稱之為熔點，由液態轉變為氣態的溫度稱之為沸點。而油的冒煙點則介於熔點與沸點之間。

固態↓（熔點）↓液態↓（冒煙點）↓（沸點）↓氣態

大多數植物油在室溫下呈液態，表示它比較不穩定，比較不耐高溫炒炸，容易氧化，所以比較適合涼拌沙拉或低溫烹調。椰子油、棕櫚油、豬油、牛油、氫化植物油，由於分子之間的極性較強、吸引力比較大，在室溫下比較穩定、呈固態，所以比較耐高溫炒炸、不容易氧化。

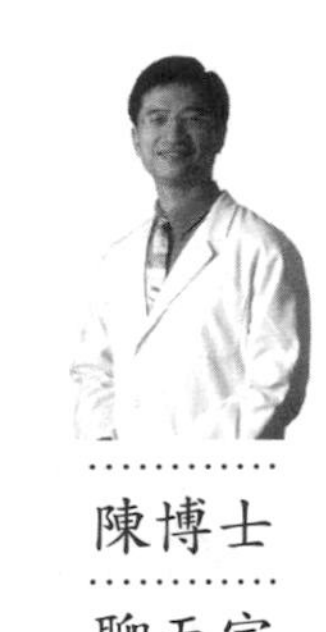

天然的油最好

還記得第三章，我們談過愛斯基摩人、地中海人、法國人的飲食習慣嗎？他們雖然都是高油飲食，但卻沒有心血管疾病的問題，那是因為他們所吃的，都是未精製、未氫化、未氧化的油脂。反觀美國人與台灣人，所吃的都是已精製、已氫化、已氧化的油品居多。所以，「天然的最好」是飲食第一定律，無論是動物油或植物油，凡是以油的原始風貌來食用，它就比較不會出問題。即使是被泰國人與台灣人以前當作主要食用油的豬油，它也是未精製、未氫化，稍微有一點氧化的油，但因為以前的人蔬果吃得很多，所以能中和氧化產生的問題。像美國人近幾年，喜歡吃堅果類當零食，如果沒有烘烤太久，裡面的油就是以天然的風貌在使用，也是達到「三未」的標準，就是好油。

油對身體的重要性

人體三大營養素之一

油脂對我們人體的重要性，可概分為以下幾點：

第一，它是人體三大巨量營養素（Macronutrients）之一。我們的身體，是由三大巨量營養素（澱粉、脂肪、蛋白質）以及許多微量營養素（各種礦物質和維生素）所組成，而油脂就是三大巨量營養素之一。從生理學的角度來看，脂肪是人體重要的能量來源，一公克的脂肪可產生九大卡的熱量，而一公克的澱粉或蛋白質，則只能產生四大卡的熱量，所以脂肪用來燃燒的話非常足夠，體力會很充沛，所以吃低油飲食很容易肚子餓就是這個緣故。

第二，油脂具有絕佳的保護作用。例如我們的皮膚有皮脂腺，平時不斷分泌油脂，佈滿全身皮膚表面，不但可以使表皮防水、使皮膚保持濕潤，而且可以協助表皮抵抗光線、細菌與化學物質的侵襲。我們身體內很多的內臟器官，外部也都包覆著一層脂肪，保護器官免於受到撞擊。

有助神經系統和細胞穩定

大家都知道，所有電線的結構，都是由塑膠外膜包裹著裡面的金屬線，不管電線有多長，電子訊號就是靠金屬線傳送到遠方。由於被不導電的塑膠外膜包覆著，因此電子訊號不會外洩，如果塑膠外膜破損，就會發生短路或電線走火的危險。我們身體內負責傳遞訊息的神經，它的構造和電線非常類似，都是由絕緣體包裹著裡面的導電物，以防短路。每個神經細胞有一條很長的突出物，叫做「軸突」（Axon），神經訊號就是藉由軸突，把訊號從一個神經細胞傳送到另一個細胞。神經細胞雖然非常微小，但軸突最長卻可達一公尺多，例如坐骨神經的細胞本體位於腰椎，但軸突可一路通到腳底。

軸突這麼長，就是靠著外圍包著一種特殊細胞，來達到絕緣的效果，否則訊號會與其他軸突互相干擾。這一種特殊細胞叫做「許旺細胞」（Schwann Cells），它為了要達到最好的絕緣效果，會捲成一層一層的蛋白質層與脂肪層包覆在軸突的外面。從外觀來看，神經軸突的構造真的很像電線，功能也非常類似。所以，如果體內缺乏脂肪或飲食中的油脂成分不良，這許旺細胞的絕緣效果就會大打折扣，引起神經系統不穩定的現象，常見的症狀包括急躁、焦慮、憂鬱、情緒不穩、動作不協調、注意力不集中、自律神經失調……等等。我們的思想、情緒和肢體動作，其實都是靠神經訊號的傳遞，神經細胞與神經細

許旺細胞與軸突構造圖（取材自 www.gdn.edu）

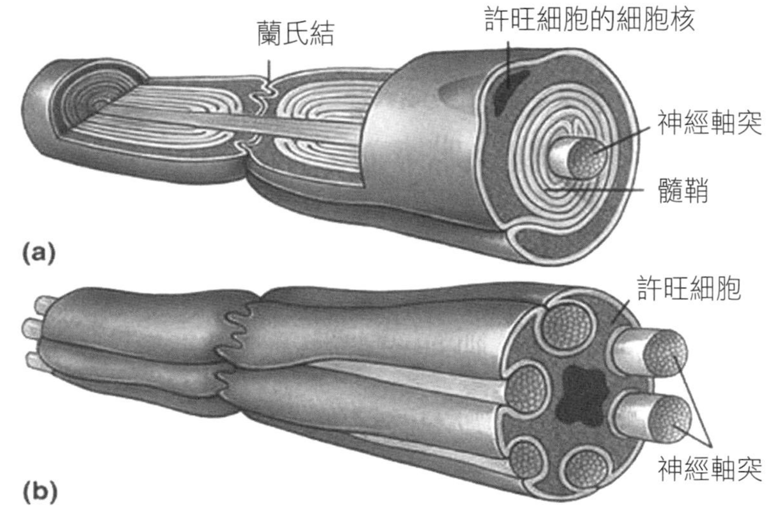

神經元（神經細胞）構造圖（取材自 www.mscalgary.org）

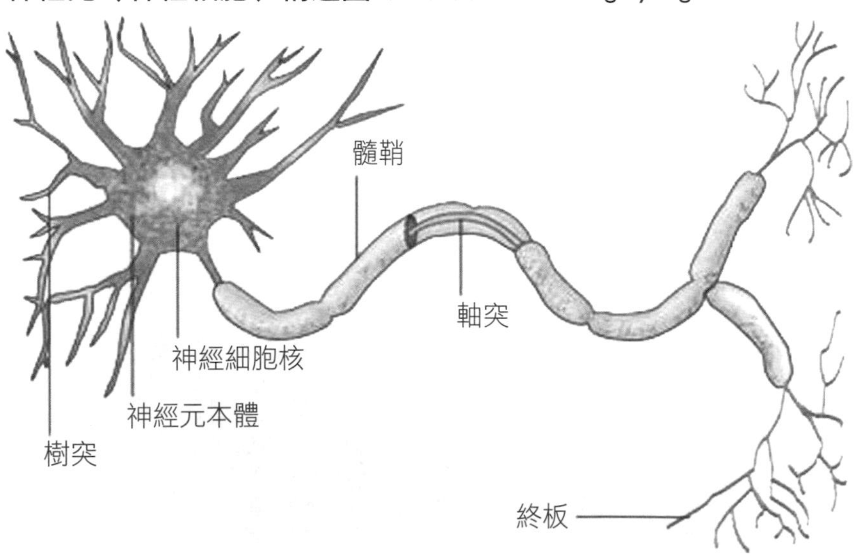

細胞膜構造圖（取材自 www.uic.edu）

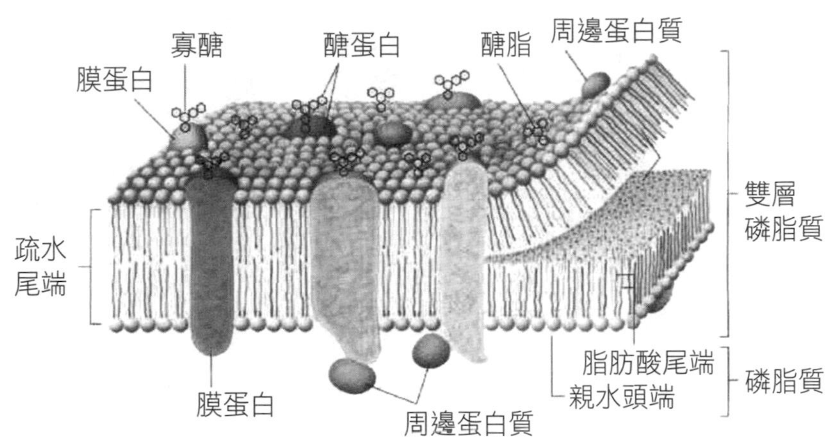

胞之間的訊息傳遞，必須精確而且穩定，不容許有短路的現象發生，否則就會出現各種問題。

由此可知，脂肪的攝取很重要。吃了好油，心情會比較放鬆，會有無憂無慮的感覺。我在臨床上，看過不少輕微的憂鬱症患者，經過調整飲食後，症狀改善很多。我的美國同事，用特殊氨基酸與油脂的療法來調解精神疾病，例如精神分裂症、躁鬱症、強迫症……等等，都有不錯的輔助效果，原理就在於穩定神經系統。因此，「病從口入」這句話，不只適用於生理疾病，包括心理與精神疾病也都適用。

此外，油脂對細胞膜的穩定也是非常重要的。人體內有六十兆個細胞，幾乎每個細胞的細胞膜都是雙層結構（Lipid Bilayer），這是由兩層「磷脂質」（Phospholipid）所構成，磷脂質的一端是磷質，另一端是脂質。所以籠統來說，細胞膜有一半以上的成分是脂肪，而這些脂肪都是從食物中攝取而來的。如果食物的油脂不好的話

（例如氫化油與氧化油），就容易讓細胞膜變得不穩定。此外，油脂若氧化，就會形成較多的自由基，在體內到處亂竄，讓細胞膜受損或破洞，細胞膜的功能就會變得異常，體內發炎也比較容易失控。許多慢性病都與細胞膜不穩定有關，例如皮膚過敏、鼻子過敏、氣喘、腸胃過敏、類風濕性關節炎、癌症、內分泌失調、視網膜病變……等等。

幫助脂溶性維生素攝取

第三，油脂可以維持體溫。油有絕緣的效果，所以瘦的人，皮下脂肪比較薄，比較怕冷；豐腴的人，皮下脂肪厚，比較不怕冷，這是很容易理解的道理。當然，怕不怕冷與血液循環好壞與基礎代謝率高低也有關係，臨床上考慮的會比較複雜。

第四，很多營養素也要靠油脂來運送。例如維他命A、D、E、K都是油溶性的，必須溶在油裡面，才會被消化與吸收。換句話說，我們是透過吃油來攝取維他命A、D、E、K的。所以，油吃太少的人，或是為了減肥，猛吃甲殼素吸附身體過多油脂的人，我會要求他們注意一下體內的脂溶性維生素A、D、E、K是否缺乏，有必要時需適量補充。

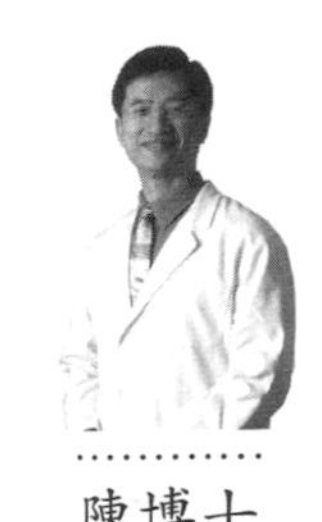

陳博士
聊天室

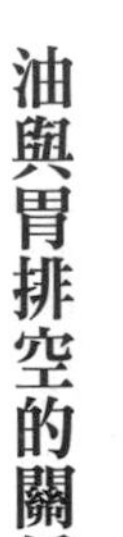

油與胃排空的關係

油脂跟胃的排空也有關係。食物從嘴巴到胃部，再從胃到小腸、然後到大腸，消化道排送食物的速率會受到不同食物的影響。如果吃下的東西沒什麼油，只有澱粉，那麼食物一下子就會從胃排空到小腸裡面。如果油脂很多的話，食物停留在胃裡的時間就會比較久。為何會如此呢？因為身體認為，油多表示蛋白質吃得也多，而胃是消化蛋白質的器官，所以讓油脂與蛋白質多的食物停留在胃久一點，讓胃酸、胃蛋白酶把食物分解得徹底一點，分解完再排到小腸，這是身體機能聰明的地方。

如果肉吃下去沒多久就排到小腸，蛋白質沒能分解完全的話，不就等於白吃這一餐了嗎？所以胃很聰明，當它偵測到油脂比較多的時候，胃排空會比較慢，飽脹感也比較久，肚子比較不容易餓。除此之外，吃油質多的食物，肚子比較不會餓的原因，還包括油的熱量比較高、燃燒的速率也比較慢。

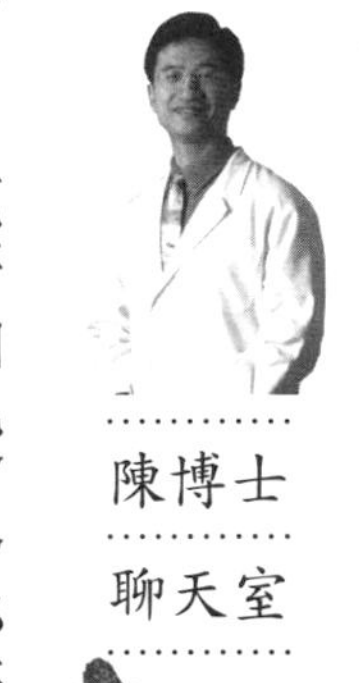

吃好油也會分泌好油

油的重要性還包括它的氣味。造物主很奇妙，祂讓自然界許多香味藉由油脂來傳遞。人類生來就喜歡聞油的味道，譬如香水、香精、萬金油、玉蘭花香、蘋果香、薄荷香、檀香、麝香、當歸羊肉湯、麻油雞、香油、香菜……，都是揮發油的味道，揮發油也就是油。此外，中秋節的烤肉味、速食店炸雞味、夜市鹽酥雞的香味、甚至是人的體味……，都是油的味道。

前面說過，體表的皮脂腺會分泌油脂，使皮膚免於乾燥，換句話說，我們體內自己會分泌油脂來保濕。這一點，愛美的女性一定要特別注意，那就是如果油脂吃得好，根本不需要擦任何乳液。以我個人為例，我大概有十年的時間沒擦任何乳液了，這不是我天生膚質好，因為從前的我可完全不是這麼回事。我從國小到高中階段，冬天一到，手背都是乾燥龜裂的，必須天天擦乳液。雖然是同一個身體，自從我大學畢業赴美深造，開始接觸自然醫學之後，卻起了一百八十度的變化，體質已經明顯調整過來。一直到現在，即使在乾燥的美國或台灣的冬天，我也不用擦乳液，皮膚還是維持油潤保溼的狀態，而且這種油還是非常好的油呢！是自己皮脂腺分泌出來的油，天然的最好，而且不用花錢買。這就是平常飲食多注意「吃好油、避壞油」的收穫。吃下好油，進入身體，就會變成自己身體的油，之後從皮膚分泌出來。如果吃到壞油，例如氫化油或氧化油，不但會取代身體的好油，而且很容易讓皮脂腺堵住，形成皮膚乾燥，或者相反地形成青春痘。

如何分辨好油與壞油

天生萬物並沒有好壞之分，只有適合與不適合。在本書中，我把油脂區分為好油與壞油的目的，是為了告訴讀者哪些油有益健康，哪些油有損健康。換句話說，適合你身體的油就是好油，不適合的就是壞油。

上帝所創造的，都是對人有益處的。所以，愛斯基摩人、法國人、地中海人吃高油飲食沒事，但是標準美國飲食（Standard American Diet, SAD）吃了很多氫化棕櫚油、乳瑪琳、酥油、高溫油炸的動物油、化學溶劑萃取的植物油，卻發生很大的問題。這其中最大的差別在於人類的干預（Human Intervention）。如果以油脂的天然原始風貌來食用，通常不會有太大的問題，例如吃天然的堅果、魚油或海豹油、初榨的橄欖油、冷壓的苦茶油、原始的煉油法、配合生鮮蔬果飲食……等等，不但不危害健康，而且有益身體。

但是，人類自作聰明，發明氫化的方法竄改油脂分子結構，用化學溶劑萃取大豆，用高溫高壓漂白除味的方法來去除油脂中雜質……，雖然彰顯了現代科技的進步與效率，但

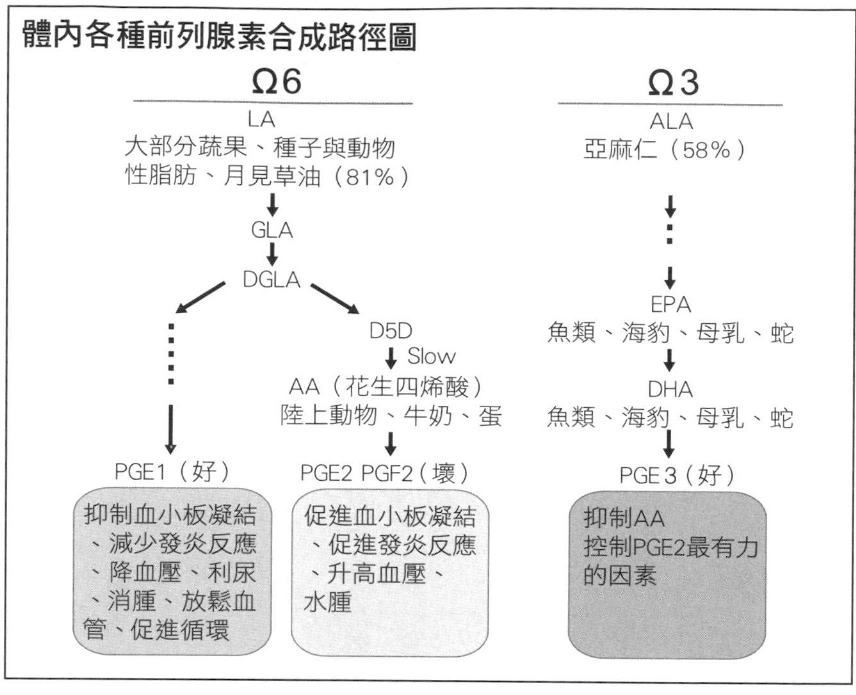

卻創造了自然界從未存在過的油脂，也形成了現代文明病的主因之一。

二十碳酸與前列腺素

在進一步介紹好油與壞油之前，我們先介紹一下二十碳酸與油脂之間的關係。二十碳酸（Eicosanoids）顧名思義，就是脂肪酸的分子由二十個碳原子所構成。我們體內約有二十幾種二十碳酸，好的跟不好的都有。很多重要的生化機制與生理反應都得靠它們，例如前列腺素就是一種二十碳酸，有好的前列腺素與壞的前列腺素之分。好的前列腺素（例如PGE1、PGE3）會減緩發炎反應、抑制血小板凝結、降血壓、利尿、消腫、放鬆血管、促進血液循環……等等；壞的前列腺素

（PGE2，PGF2）則剛好相反，會促進發炎反應、促進血小板凝結、升高血壓、水腫……等等。

EPA也是一種二十碳酸，在魚油、海豹油、蛇肉、母奶中很多，EPA會在體內轉變為好的前列腺素PGE3，所以對人體有益。花生四烯酸（Arichidonic Acid, AA）是比較不好的二十碳酸，在陸上動物的脂肪裡的含量很高，普遍存在於飼養的牛肉、豬肉、雞肉、牛奶、蛋裡面。花生四烯酸會形成壞的前列腺素（PGE2、PGF2）與白三烯素（LT），使人體容易過敏、發炎、血管阻塞。野生動物的花生四烯酸含量就比較少、EPA的含量比較多，這是因為它們吃的野草野果的Ω3、Ω6比較多的原因。Ω3、Ω6指的是兩組特定的必需脂肪酸，亞麻仁油富含Ω3，會經身體轉成EPA，最後變成好的前列腺素PGE3，所以可以消炎。有關詳細的Ω3、Ω6如何轉變為前列腺素，可參考右表。

哪些油是好油？

凡是有益身體的油，就是好油。

魚油、海豹油、亞麻仁油、月見草油、未精製椰子油、未精製棕櫚油、初榨苦茶油、初榨芝麻油、初榨橄欖油等等，都是好油。請注意，上述的油脂全部不可精製、氫化、不可加防腐劑或超過冒煙點烹調，否則便成了壞油。除了棕櫚油與椰子油之外，上述的好油還有一個特點，那就是有效期限短，容易敗壞，所以建議買回家以後隨時放冰箱冷藏。

魚油、海豹油和亞麻仁油裡都富含大量的Ω3必需脂肪酸，Ω3會轉換為好的前列腺素，可以幫助消炎。根據生化路徑圖，Ω6雖然也有可能變成壞的前列腺素，但轉變成花生四烯酸的過程較緩慢，因此不用過度憂慮。然而，陸上動物油（豬油、牛油、雞油……）因為花生四烯酸含量較多，常吃或多吃的話，比較容易變成壞的前列腺素，產生發炎、血栓、水腫等反應。但這並不表示所有的豬肉、牛肉、雞肉和蛋都不能吃了，只要攝取足夠的蔬果，就能發揮制衡的作用。因為蔬果抗發炎，內含維生素A、C、E等抗氧化劑，以及一些植物性營養素，當吃到稍多的花生四烯酸的時候，身體的機能都能將它自動平衡。所以只要不偏食，飲食中有一半是生鮮蔬果，加上適度運動，基本上就不會有太大的問題。

其他的好油還包括橄欖油、苦茶油、椰子油等植物性油脂。通常植物油只要不經過精製或氫化處理，未經化學溶劑萃取，在冒煙點下烹調，都是不錯的選擇，可惜市面上九〇％的植物油都達不到上述的標準。

橄欖油裡的Ω3和Ω6的成分雖然不高，但它的Ω9與單元不飽和脂肪酸的含量卻很高。這有什麼影響呢？研究發現，單元不飽和脂肪酸可降低血中壞膽固醇，也可使壞膽固醇較不容易氧化，因此比較不會形成硬化斑塊堵塞血管。橄欖油裡的維他命E與橄欖多酚（oleuropein）也會保護血管。歐洲的研究發現，橄欖多酚是橄欖油中最廣效的營養成分，它可以抗發炎、抗氧化、抗凝血、抗癌、抗骨質疏鬆，但它只存在於初榨的橄欖油中（Extra Virgin Olive Oil或Virgin Olive Oil）。台灣的橄欖油很多已經精製，橄欖多酚已少之又少。所以民眾購買時須特別注意。

不飽和脂肪酸與飽和脂肪酸

有健康觀念的讀者，一定聽說過飽和脂肪對身體比較不好，不飽和脂肪比較好這種說法。其實這是一個不重要的觀念，說對也不對，說錯也沒錯。為什麼呢？

讓我舉一些例子來說明。陸上動物含的飽和脂肪最多，但陸上動物油脂對身體最不利的卻是花生四烯酸，而花生四烯酸卻是多元不飽和脂肪酸。未精製與未氫化的椰子油與棕櫚油對身體有益，但它們是飽和脂肪，在室溫（攝氏二十五度）下與牛油、豬油、奶油一樣是固體。所以，到底飽和脂肪好或不飽和脂肪好就說不清了，這是為何我從來不從油脂的飽和與否來決定油脂的好壞。飽和與否，對油脂的學術分類比較有用，但對健康與否我覺得沒那麼重要。讀者若有興趣，下頁的圖表是一個簡略的分類方法，僅供大家參考。

優質的固態植物油

從下頁的圖表大致可以看出，除了花生四烯酸之外，不飽和脂肪酸都不錯，但若有人說飽和脂肪都不好，吃下肚後會在血管裡凝結起來，那我就要抗議了。飽和脂肪雖然在室溫下為固態，但進入身體以後，由於體溫是攝氏三十七度左右，所以它會自然溶化。動物油的問題在於花生四烯酸，但椰子油和棕櫚油並不含花生四烯酸，反而飽含有益健康的月桂酸（Lauric Acid）等成分。所以我在這裡要替椰子油和棕櫚油洗刷冤情，它們倆因為

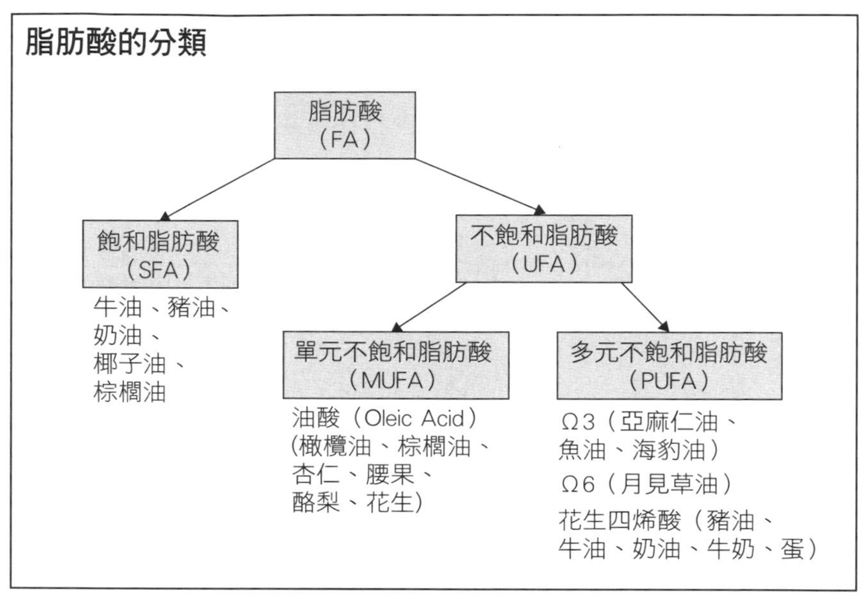

和豬油、牛油一樣，室溫下呈固態，屬於飽和脂肪，就被打入冷宮，被貼上不健康的惡名，其實不然。從數千年來吃椰子油的菲律賓人與印尼人不但健康，而且心血管疾病的罹患率很低這一點來看，就可以知道，椰子油和棕櫚油其實是一種優質的固態植物油。

椰子油與棕櫚油在室溫下呈固態，品質穩定，有一點很可惜的是，我訪遍全台，發現目前大部分市售的椰子油與棕櫚油都被精製或氫化了。

強腦健身的Ω3和Ω6

Ω3脂肪酸吃了比較容易轉換成好前列腺素PGE3，使身體不容易發炎，亞麻仁籽、魚類、海豹、母奶和蛇肉，都是含有豐富Ω3的食物，亞麻仁含的是阿爾發亞麻油酸（Alpha-Linolenic Acid），有些人體內缺乏將它轉換成好前列腺素ＰＧＥ３的酵素，所以吃了比較沒有效果。

至於富含Ω６的食物有哪些呢？例如堅果類（如核桃、腰果）、種子類（杏仁、松子、葵花子與五穀類）、豆類製品與各類蔬果，都含有豐富的Ω６。台灣有一種俗名叫「豬母奶」（學名「馬齒莧」，Purslane）的野草，葉片與莖部都含有大量的Ω３，很容易種植，經濟實惠，值得大力推廣。最近幾年婦女流行吃的月見草油，英文叫做Evening Primrose Oil，是富含Ω６的植物之一，但因月見草的種子很小，油質產量少，所以成本高，要達到同樣的效果要多花很多的代價。從經濟角度來考量，我並不鼓勵吃月見草油，反而建議大家能多多食用馬齒莧，不但符合經濟效益，也頗具營養價值。

EPA和DHA可抗過敏

魚油與海豹油裡的ＥＰＡ和ＤＨＡ的含量非常高，這兩種成分對我們身體健康有很大的好處，除了能降低壞的膽固醇，對過敏現象也有很明顯的減緩作用。人體細胞膜的成分有一半以上是脂肪，如果細胞膜的脂肪來自好油的話，它就會很穩定，即使這個人的基因裡面，註定有過敏的傾向，但也會因為吃到好油、使細胞膜呈現穩定的健康狀態，即使接觸到過敏原，也不會有過敏的現象產生。除了魚油、魚肝油都是好油外，素食者還可選擇亞麻仁油。最近幾年，很多人改吃海豹油（Harp Seal Oil）。海豹油除了ＥＰＡ和ＤＨＡ之外，還含有魚油所沒有的ＤＰＡ與角鯊烯（Squalene）。ＤＰＡ可以使人體免疫力正常化，對過敏與自體免疫有明顯的效果。角鯊烯是一種天然的抗氧化劑，可使海豹油的保存期限較久，不易變質。

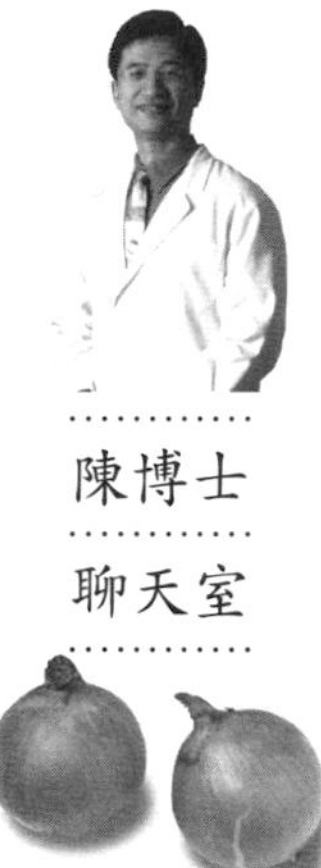

三種家中需常備的好油

一般家庭的食用油，只要備有兩、三種就綽綽有餘了。

第一，烹飪時選用苦茶油，或拿橄欖油和椰子油搭配。苦茶油是全方位的烹飪油，冒煙點高達攝氏二百二十三度，可以煎煮炒炸，也可以用來涼拌。苦茶油還有其他好處，例如修復黏膜、殺菌、抗過敏、抗癌。如果不想只用一種油，可以選用一種低溫用油，搭配一種高溫用油，例如，如果要涼拌或水炒，就用橄欖油，椰子油只能中火炒，如果要大火炒或高溫煎炸，就用苦茶油。記住，上述的三種油，一定要買未精製、冷壓的。

第二，為增加Ω3的攝取量，建議你不妨補充魚油、海豹油、亞麻仁油。注意如果是魚油或海豹油，一定要來自無污染的海域，或是經過檢驗不含重金屬。素食者則可選用亞麻仁油，在一般的有機食品店都買得到，也可以買新鮮的亞麻仁，回家打碎拌在飯菜中食用，也可做成薄餅或混在高蛋白飲料中飲用。值得注意的是，這裡提到的幾種油，是用來補充的，不是用來烹煮食物的。

第三，為了特殊口味的需求，可再額外補充一兩種好油，例如用來調味的芝麻油或花生油，味道很香，也很健康。

所以基本上，家裡有這幾種油就非常足夠了，不用再多傷腦筋買什麼大豆油、沙拉油，或是一些標榜含有橄欖多酚的沙拉油。選對了油，日子就可過得既單純又健康。

養成低溫烹調的習慣

油吃得健不健康，和國人的烹調習慣也有很大的關係。很多人出國以後都不習慣歐美國家的廚具，在美國，瓦斯爐的最高溫，都還只是我們的中火而已。其實，台灣人喜歡大火炒炸的習慣應該慢慢改過來比較好，因為低溫烹調才是最合乎健康標準的料理方式。

例如，青菜盡量用燙的，不要用炒的。燙一燙之後，苦茶油或麻油拌一拌，灑點芝麻，加一點醬料，就很營養健康，而且保證好吃。如果非炸不可，例如炸油條、炸雞塊，那麼請用未精製的苦茶油來炸，如果買不到苦茶油，勉強可用豬油代替，盡量別用大豆油、葵花油、沙拉油這些液態的植物油來炸。食品業者標榜他們的大豆油、橄欖油、葵花油、玉米油……可耐高溫炒炸，那是因為已經精製的緣故，原則上我不建議使用。薯條、鹽酥雞、臭豆腐、油條，常使用氫化棕櫚油來炸，雖然耐高溫，但因為含有可怕的反式脂肪酸，所以千萬不要碰。

原則上，我不鼓勵吃油炸食物，若實在克服不了口腹之慾，請務必搭配吃下大量的新鮮蔬果或綜合性的抗氧化劑，例如維他命A、C、E、硫辛酸、OPC……等等，至少可以解解體內的自由基。這是指氧化的油脂而言，若是氫化的油脂，那就沒有解藥了。

辨別好油有訣竅

辨別好油的第一個步驟是讀標籤，問題是廠商有沒有誠實標示，我們無從得知。市售很多植物油，不是經過精製，就是經由化學溶劑萃取，所以標榜可耐高溫炒炸。你可以參考第八九頁的冒煙點表格，未精製的許多植物性油脂其實不適合高溫烹調。

辨別好油的第二個步驟是聞味道。通常初榨未精製的植物油，應保持原始濃郁的特殊風味，例如橄欖油的橄欖清香，花生油的花生味，麻油的芝麻香，椰子油的椰子香，玉米油的玉米香。但是你實地走訪會發現，很多油脂的味道不見了，或變淡了，這是因為精製後把油脂加溫到攝氏二百四十度至二百七十度、三十至六十分鐘，再加上特殊方法除色除味，所以大豆油的味道聞起來和玉米油、菜籽油、葵花油、椰子油、棕櫚油、甚至橄欖油的味道沒有什麼差別。另外，種子或堅果類在初榨之前通常要先經煮熟或烘培，若烘培過度，通常會有焦味，這樣也不太好。

辨別好油的第三個步驟是看色澤。初榨的植物油由於原始果實的色素和營養素會殘留在榨出的油裡，所以會有獨特的顏色。同樣是橄欖油，但不同產地或不同品種的橄欖所榨出的顏色會不一樣。品質優良的苦茶油、橄欖油、芝麻油、花生油會有獨特的顏色，可能有稍微的混濁感。但是，如果太混濁又不對了，因為橄欖初榨後的殘渣再去用煮沸或化學溶劑萃取的話，顏色就會很混濁，這種橄欖油，通常在歐美會清楚標示為（Pomace），在台灣，就不一定會標示。通常我辨別的標準是，只要沒有標示是 Extra Virgin Olive Oil 或

Virgin Olive Oil，我就把它視為 Pomace。同一個廠牌，通常 Pomace 的售價只有 Extra Virgin Olive Oil 的一半。

辨別好油的第四個步驟是冷藏。這只適用於某些初榨的植物油，例如橄欖油。初榨的橄欖油，當橄欖被榨出油的時候，也順便把其他一些成分一起壓榨出來，所以含有水分、葉綠素、維他命、礦物質、橄欖多酚、以及其他種種所謂的「雜質」。把這種橄欖油放進冰箱冷藏，半小時後就會產生霧狀或塊狀的凝固體，甚至整瓶油都由深綠色的液體，凝固成淺綠色、有白色顆粒的固體。不要擔心，這種凝固現象，正是優良的橄欖油的特點，你大可安心食用，非常有益健康。如果橄欖油冷藏後不結成塊狀，你可就要擔心了，因為它可能被精製過了。所以，有雜質的油反而是好油，太精純的反而不好，這一點看法，可能要與許多家庭主婦的看法顛倒了。好油裡面的雜質，是它不耐保存、容易變質的主要原因，所以初榨植物油都要用深色玻璃瓶或鐵桶來裝，以免照到光線產生變質，買回家以後最好也是放進冰箱保存，盡量不要放在高溫的爐台邊。

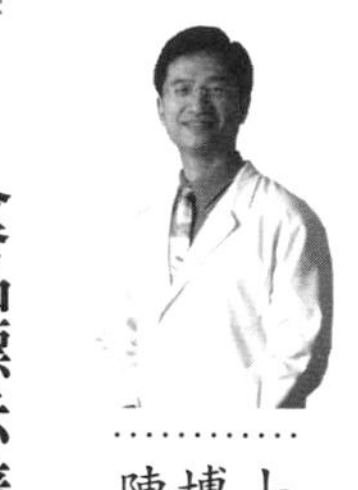

食品標示暗藏玄機

台灣食品的標示可說暗藏玄機，因為業者必須不違背法規，又要顧及民眾的喜好（高溫炒炸、保存期限要久、顏色鮮美、……），所以，基本上，廠商不會告訴你它的油脂是否經過化學溶劑萃取、是否經過漂白、是否經過高溫精製、是否為殘渣再去提煉出油脂、是否經過氫化、含反式脂肪酸的比例有多少、是否為基因改造大豆製成、是否含有農藥或重金屬、是否含防腐劑……等等。但是廠商會驕傲地在瓶罐上標明：本品耐高溫炒炸、不易變質、滴滴精純、低油煙、由義大利進口（但不是原裝進口、是進口後在台灣經過再處理）、吹捧該油對健康有益的成分（但比例有多少、資訊正確與否無人深究）。所以如果你有心探究，你會發現超市與大賣場裡的油脂危機四伏，絕大多數瞎拼（Shopping）的人都被蒙在鼓裡，真正了解內情的人少之又少。我曾在比較高檔的百貨公司的超市部門，看到不錯的原裝進口食用油，但售價都偏高，因為關稅與利潤結構的緣故。我在這裡要呼籲台灣的廠商，包括大陸也是一樣，不要再用廉價或粗糙的方法製油，更不要迷信現代化製油工業的那一套，而要在每個製油步驟與環節都顧慮到對人體是否健康。最起碼的要求，應該在標籤上，清楚標示這瓶油是由哪些油混合而成，比例各為多少，是否精製，是否氫化，用什麼方法製成，冒煙點為幾度。

我希望全台灣的民眾，包括醫護人員與食品加工業者，都能共同來關心這個問題。食品業者若能拋開成見，站在更宏觀的角度來了解本書中的觀點，民眾只要了解真相，就會去購買這樣的產品。現在是因為好油太少又缺乏教育的緣故，才沒辦法普及。否則，台灣想吃得營養又健康的人很多，只要大家都能認清吃好油的重要性，真正用心製作好油的廠商，一定會得到最多消費者的支持。

哪些油是壞油？

在美國人一般標準的飲食中，脂肪含量佔總飲食的比例四〇％以上。而且，從我的標準來看，絕大部分都屬於壞油。壞油除了造成肥胖的問題外，還會導致心臟病、腦中風、過敏、自體免疫、癌症（尤其是乳癌）與糖尿病的末梢神經病變……等等。

那麼，到底什麼是壞油呢？

第一，氧化過的油。油只要經過高溫氧化之後，就會產生自由基與致癌物。氧化的油，可能是大家最了解的壞油，但卻不是最嚴重的，因為吃大量蔬果與適度運動可以中和它的缺點。下面兩種油就比較麻煩了。

第二，氫化過的油。植物油在經過氫化的過程中，會產生反式脂肪酸。據統計，美國人早餐常吃的喜瑞爾（Cereal）裡佔了二三％的反式脂肪酸，餅乾含量更高，達三七％。

好油與壞油一覽表

分類	油的種類	常見食品	備註
絕對不能吃的油（壞油）	氫化油（人造奶油、植物酥油、氫化棕櫚油、千年油鍋）	薯條、烤麵包、餅乾、蘇打餅、爆米花、油條、鹽酥雞、臭豆腐、炸排骨、炸雞腿、洋芋片、冰淇淋、巧克力	自然界幾乎不存在，人體不會代謝，是健康的頭號殺手
	棉花籽油	餅乾、蘇打餅	有毒，會毒殺精子
最好少吃的油（壞油）	氧化油	沙拉油大火炒菜超過冒煙點烹調	產生自由基與致癌物
	動物性油脂	一般市售的豬、牛、雞、鴨	烹煮前盡量切片川燙去除抗生素與人工激素
	化學溶劑萃取的油	市售大豆油、玉米油、菜籽油……等等	廠商不會標明油是如何製造的
	精製植物油	精製的橄欖油、精製椰子油	有些廠商會標示精製（Refined）
可以吃一些的油（算好油）	無污染的動物性油脂	有機無毒的豬、牛、雞	多吃蔬果與適度運動可抵銷花生四烯酸的缺點
可以多吃的油（好油）	未精製的初榨植物油	未精製的初榨橄欖油、苦茶油、椰子油	記得回家冷藏測試
需額外補充的油（好油）	無污染未精製的Ω3、Ω6油	未精製的亞麻仁油	有些人缺乏酵素，吃了比較沒效果
		未精製的無污染魚油或海豹油	注意產地與檢驗報告

市面上許多油炸物都是精製油、氫化油所炸出來的。氫化油的氾濫，遠超乎你的想像，是現代人健康的頭號敵人。

第三，精製過的油。現代化製油工業，運用高溫、高壓、漂白、除味、去膠質等等方法，把油中的所謂的雜質去掉，而達到精純的目的。如此一來，不但油脂的營養素消失，而且油已變質，與原始風貌大不相同。

第四，用化學溶劑萃取的油。現代製油工業，用己烷或汽油等化學溶劑，將種子薄片浸泡，因而萃取出種子中的油脂。這種工業已廣泛使用在大豆油、玉米油、菜籽油等沙拉油的製作過程。

第五，含有人工添加物的油。現代豬油、牛油、奶油的最大壞處不在它的飽和脂肪，也不在花生四烯酸，而在於油裡面所含的人工激素、抗生素、殺蟲劑、農藥、化肥。在陸上動物、養殖魚類、家禽類當中，這些問題都很普遍。

第六，含有環境毒素的油。由於環境污染，戴奧辛、多氯聯苯、ＤＤＴ、汞、鎘、砷，都有可能囤積在所有的動物油裡面。人類一旦吃下這些油，也等於高密度吃下這些隱形毒素。許多人喜歡補充魚油與海豹油，用意不錯，但須注意油的產地以及是否有重金屬殘留。

現在開始永不嫌遲

看到這裡，也許讀者會心生恐慌，心想都已經吃那麼多年了，還有救嗎？當然有，只要從現在開始吃好油，然後逐漸把壞油代謝掉就可以了。因為我們身體的細胞、組織、器官，一直持續著一進一出不斷新陳代謝的活動，今天身上的這一層表皮，一個月後就換另一層了。表皮細胞的代謝周期是一個月，有的組織代謝得比較慢，據我估計，全身各大器官組織，七年內至少代謝過好幾次。

也就是說，如果原本身體不好、體質不佳、甚至罹患了癌症，只要有心改善，並能持之以恆的話，最晚七年的時間就可以脫胎換骨，把體質調好。我在幫病人診治的時候，甚至是重大疾病患者，我常常鼓勵他們，只要好好保持身體健康七年，七年以後，就很有可能真正斷根。例如原來氣管不好的人，七年後，有可能已經完完全全換一套新的氣管了。

那麼，到底要吃多久好油才能把全身的壞油代謝掉呢？我教大家一個算法，如果你體重六十公斤，體脂肪二五％，那麼你身體內有十五公斤是脂肪。如果你每天吃下三十公克的好油，一萬五千公克除以三十公克等於五百天，所以你最快要一年半才能把身體的壞油代謝掉。這是數學的計算，實際生理運作更為複雜，大概需要二年以上的時間。所以，代謝壞油是個大工程，大家一定要有耐心，為了健康，辛苦是值得的。

健康第二招：攝取優質蛋白質

現代人因過度迷信排毒餐、高纖飲食、低脂飲食、素食等等，導致蛋白質攝取過少，或者吃的都是劣質的蛋白質，對身體反而有害。所以在這一節裡，主要探討的就是該吃多少蛋白質的問題。

三餐都需要有蛋白質

有些人以為，這一餐缺少的蛋白質，可以在下一餐或明天補回來。還有些人一周只吃兩次肉，就認為蛋白質的補充已經足夠，其實都是錯誤的觀念，正確的營養比例是餐餐都必須攝取好的蛋白質。不過這樣一來，首先早餐就不合格了。一般台灣人最常當作早餐的燒餅、油條、豆漿、蛋餅、麵包、飲料，除了豆漿還有點蛋白質、蛋餅也勉強還可以之外，其他的食物就不大含蛋白質了。其實美國人的飲食也同樣非常不均衡，往往一個麵包或三明治就當一餐。麵包裡的蛋白質成分只有一點點，完全不夠一餐的營養標準，而且蛋白質如果吃得太少，相對的澱粉就會吃很多，澱粉吃多了，血糖或腎上腺素會比較不穩定，加上壓力或遺傳因素，無形中更大幅增加了罹患糖尿病的機會。

如果早餐吃慣了燒餅、豆漿，那也可以，但最好再補顆水煮蛋或茶葉蛋，以拉高蛋白質的比例。如果習慣吃饅頭，還不如以肉包替代，因為肉裡還有些蛋白質成分，姑且不論肉餡的成分好不好、包子的精製麵粉好不好，但至少包子裡的澱粉和蛋白質、脂肪的比例，比較接近我們人體的需求。其他兩餐，道理也是一樣，要注意這三種營養素的比例。

人體最重要的物質

蛋白質透過食物進入體內後會分解成為胜肽，再分解為氨基酸。氨基酸又分為必需氨基酸和條件氨基酸。所謂的必需氨基酸，就是身體不能製造、必須要從食物中攝取的氨基

氨基酸的種類

必需氨基酸	條件氨基酸	非必需氨基酸
組氨酸 Histidine	精氨酸 Arginine	丙氨酸 Alanine
異白氨酸 Isoleucine	半胱氨酸 Cysteine	天冬醯氨酸 Asparagine
白氨酸 Leucine	穀氨醯胺 Glutamine	天門冬氨酸 Aspartic Acid
離氨酸 Lysine	甘氨酸 Glycine	西瓜氨基酸 Citrulline
甲硫氨酸 Methionine	脯氨酸 Proline	麩氨酸 Glutamic Acid
苯丙氨酸 Phenylalanine	絲氨酸 Serine	羥基脯氨酸 Hydroxyproline
羥丁氨酸 Threonine	牛磺酸 Taurine	鳥氨酸 Ornithine
色氨酸 Tryptophan	酪氨酸 Tyrosine	
纈氨酸 Valine		

酸。人體需要九種必需氨基酸，一旦缺乏這類必需氨基酸，身體就會出現問題。而條件式的必需氨基酸，就是我們身體有時可以製造，但在某些情況下則不能製造，這些氨基酸對人體的健康也很重要。

必需氨基酸，顧名思義，必須以蛋白質的形式從食物中吸收。蛋白質（Protein）是幾百年前從人體內最先被發現的化學成分，所以當初就以希臘文「最重要」（Proteos）的字義來命名。人體中有六〇％至七〇％是水分，佔第二多的就是蛋白質了，如果沒有蛋白質，整個人基本上就無法架構起來。

動物性蛋白質和植物性蛋白質

蛋白質的來源分為動物性與植物性。包含在肉類裡的蛋白質就是動物性蛋白質，但很多肉只要一炸一煎就氧化掉了，蛋白質也就跟著變性，成了劣質的蛋白質。肉類中含有最佳蛋白質的就是魚肉，其次是白肉，再其次是紅肉。白肉與紅肉的差別在於油脂的比例。所以雞胸肉是白肉，雞腿肉的顏色較紅、血球較多、脂肪也較高，是紅肉。有人說白肉比較健康，就是這個道理。

至於植物性蛋白質，則首推豆類的含量最高，例如乾燥黃豆就有四〇%的蛋白質含量，另外二〇%是脂肪、三五%碳水化合物、五%灰質。中東國家流行一種叫做Lentil的食物，中文有人翻譯成小扁豆，長得扁扁圓圓的、像個飛碟，品種有綠有紅有黃有黑。中東人在横越沙漠的時候，靠的就是一隻駱駝、一包Lentil和一壺水。由此可以看得出來，Lentil是一種相當營養均衡的食物，除了含有維生素、礦物質，它也飽含纖維、蛋白質、澱粉。蛋白質比例約佔二五%，脂肪〇．七%，碳水化合物六〇%。在美國，Lentil比黃豆不容易造成人體的過敏。台灣人比較少吃，但有興趣不妨可試試。烹調方式一般是加水煮成濃濃的豆湯，有點像肉湯的感覺，味道還不錯。

每一種蛋白質食物中氨基酸的比例都不同，其中比例最完整的是雞蛋、鴨蛋和肉類，所以動物性蛋白質又稱為「完整蛋白質」（Complete Protein）。植物性的蛋白質，比較會有比例不完整的情形，因此稱之為「不完整蛋白質」（Incomplete Protein）。例如，穀類（包括糙米與全麥）、堅果、種子等等，比較缺乏「離氨基酸」（Lysine），而蔬菜、豆類，比較缺乏「甲硫氨酸」（Methionine），所以，我通常會建議吃素的人，穀類與豆類要一起吃，氨基酸比例就會形成互補，使蛋白質的吸收更完整。

越接近人體的蛋白質越優

根據營養學的定義，蛋白質的優劣與否，要看成分中每一種必需氨基酸的比例是否與人類接近，越接近的越優。另一個評斷標準是，吃下去的蛋白質被人體吸收的程度好不好？通常可以吸收到七〇%的，就已經是很好的蛋白質了。而蛋白質裡氨基酸比例跟人類最接近的是蛋，肉類的蛋白質也不錯，跟人的比例也很接近。

有些人會擔心膽固醇的問題，而不敢多吃蛋，其實蛋是很健康的食物，重點就看你怎麼煮（詳見第八三頁「迷思二：少吃高膽固醇食物？」）。不過現代的蛋，因大量生產，而且飼料中加了很多生長激素、雌激素、抗生素，品質比以前差很多。便宜的蛋，打開之後，蛋清就像水一樣四處散去，好一點的蛋，蛋清是成半固體狀的。雞蛋的營養成分與雞的飼料有關，有些雞農比較有健康觀念，會餵養雞隻吃含有Ω3的穀類或草類，生出來的蛋就含有高量的Ω3，比較營養。所以，雞蛋挑好一點的買是值得的，不但比較營養，也比較不會吃到人工激素。

那麼，一天該吃幾顆蛋呢？其實，只要對蛋不會過敏的人，原則上一天一到三顆都沒問題，有些特別需要補充蛋白質的人，一天吃上四、五顆也沒關係。但這裡所指的是水煮蛋、滷蛋和茶葉蛋，如果是炒蛋和煎蛋，因為膽固醇容易氧化與蛋白質容易變性，一天就不要超過一顆比較好。

均衡攝取蛋白質

雖然蛋白質是餐餐必不可少的重要營養成分，但也不能無止境的無限攝取。缺乏的時候，會造成血糖不穩、甲狀腺功能低下、腎上腺疲乏，或某種稱為「色氨酸」

（Tryptophan）的氨基酸缺乏，而導致憂鬱症、睡眠問題、對疼痛太敏感等等情況的產生。但是吃太多，也會導致電解質與礦物質的流失，形成心律不整或骨質疏鬆，更會增加肝臟與腎臟的負擔，所以洗腎患者對於蛋白質的攝取必須非常小心。

吃太多的蛋白質，往往也表示吃下太多的肉。如果是高溫燒烤，就容易使動物性脂肪與膽固醇氧化，導致壞膽固醇（LDL）升高，形成心臟病或腦中風。另外，高蛋白質飲食也易產生高普林，造成痛風。還有，蛋白質的代謝因為需要很多維他命B6和B群來參與，所以蛋白質吃太多也容易導致維他命B6的缺乏。B群在很多蔬菜裡面很多，所以吃很多肉的時候，記得也要吃很多蔬菜，以使蛋白質代謝正常。

蛋白質吃太多也會造成體內酸度太高。體內的正常酸鹼度應維持在PH七．三五到PH七．四五之間，不能太酸也不能太鹼，太酸會造成很多慢性病的產生，最常見的就是鈣、鎂、鋅等礦物質的流失，因為身體為了中和過多的酸性物質，必須釋放出一些鹼性礦物質，最常被使用的就是來自骨頭中的鈣和鎂，這就是嗜吃肉者，骨質容易疏鬆的主要原因。牛奶也屬酸性食物，所以我不同意用牛奶補鈣這種說法，因為牛奶喝越多，身體越酸，反而越容易讓鈣質流失，罹患骨質疏鬆，除非你同時補充了大量的鹼性食物（例如蔬菜），來拉高身體的酸鹼值。

蛋白質對身體的重要性

近年來坊間流行多種減肥方式，例如號稱只吃肉不吃飯的「阿金飲食」（Atkins

Diet），主張攝取大量的蛋白質，碳水化合物越少越好。與此相反的，還有提倡吃大量高碳水化合物，但吃少量脂肪、適量蛋白質的「歐你虛飲食」（Dean Ornish）與「皮特金飲食」（Pritikin Diet）。中庸一點的，有「帶狀飲食」（Zone Diet），它介於阿金飲食與歐你虛飲食之間，強調碳水化合物、蛋白質、脂肪的比例應為四○比三○比三○。此外，還有血型飲食、排毒飲食、全素飲食、奶蛋素飲食、低過敏飲食、低脂飲食、斷食飲食、低鹽飲食、痛風飲食、生食飲食、延壽飲食、印度飲食、中式飲食、琉球飲食、日式飲食、墨西哥式飲食、地中海式飲食，以及美國農業局在多年以前公布的金字塔飲食。如此林林總總、琳琅滿目的各式各樣飲食方式，都很風行，也有其背後的主張，也都有人遵循追隨。

那麼，為什麼講蛋白質的重要性要先談這些呢？因為這些不同的飲食方式的蛋白質比例差異非常大，有些幾乎完全不吃蛋白質，有些則根本只吃蛋白質，所以到底該不該吃蛋白質？怎麼吃蛋白質？已造成許多民眾的困惑。事實上，沒有一種飲食適合所有的人，因為每人的體質不同、成長背景不同、居住環境不同、身體健康的程度不同，所以，你最適合哪一種飲食，最好經由精通中西醫學與各類飲食的醫療專家為你檢測與分析，量身訂做一套全方位的飲食計畫。在本書中，我也會把所知道的各種飲食的迷思與優劣詳做說明。我相信，只要看完本書，一定對於自己該吃什麼？不該吃什麼？什麼可以吃？什麼應少吃？什麼根本不能吃？有基本的了解。如果有進一步的需求，希望專業的協助，我希望台灣有越來越多的醫師和營養師，接受這方面的培訓，為許多有迫切需求的民眾服務。

構成人體的細胞與組織

人體內有許多組織，包括肌肉、酵素、抗體、荷爾蒙、紅白血球、血管、皮膚、結締組織與神經傳導物質等，都是由蛋白質所構成。所以蛋白質若缺乏，人體會消瘦、免疫力下降、貧血、荷爾蒙不足、肌肉失去彈性、對疾病的抵抗力下降、消化不良、頭髮脫落或顏色變淡、水腫、小孩子生長停滯……等等。情況嚴重時，像第三世界國家有許多人因為蛋白質極度缺乏，而器官衰竭，最後導致死亡。開發中與已開發國家，會因蛋白質缺乏死亡的案例並不多，但有越來越多人因為厭食症而極度消瘦，因此死亡案例也時有所聞。著名的美國歌星木匠兄妹（Carpenters）的妹妹凱倫（Karen），就是因為厭食症在一九八三年去世。台北市近年來有不少磕藥族，因為營養不良又熬夜轟趴（Home Party），加上崇尚「瘦即是美」的偏差觀念，而普遍有嚴重過瘦的情況。

供給身體能量

除了組成身體，蛋白質還可以調節身體的酸鹼度與滲透度，並且跟脂肪、碳水化合物一樣，可以用來燃燒，供給能量。當然，身體會拿來燃燒的，通常第一個是碳水化合物，其次是脂肪，最後才會用到蛋白質。而減肥時，最先減的體重，通常第一是水分、其次是脂肪，最後才是蛋白質。由此可見，蛋白質是人體最重要的基本組成物質，非不得已，身體不會拿蛋白質來燃燒。

如果吃了過多的碳水化合物，身體會自動儲存為肝糖或脂肪，但是蛋白質不容易被儲存起來。所以蛋白質吃太多，身體就會消化、吸收，變成尿素（Urea），從血液來到腎臟，再把多餘的尿素從尿液中排掉，因此易造成肝腎負擔。所以腎臟和肝臟病人是不能吃太多蛋白質的。

但是吃太少也不行，蛋白質吃太少最容易出現在素食者身上，特別是吃全素的人。很多吃全素者認為蔬菜裡有足夠的含量，其實是非常不夠的，必須要從豆類去補充。至於蛋白質應該要吃多少才夠，可以經過電腦計算，是相當科學而且精確的。

荷爾蒙的構成物

蛋白質中的酪氨酸（Tyrosine），在體內會轉換成甲狀腺素、腎上腺素、正腎上腺素與多巴胺。

甲狀腺素可調節基礎代謝率，當酪氨酸缺乏引起甲狀腺素低下時，身體會很怕冷、疲倦、皮膚乾燥、嗜眠、體重增加。腎上腺素是應急時非常重要的荷爾蒙，當腎上腺素缺乏時，身體應付突發狀況的能力會降低、平時也一副有氣無力的樣子。而大腦裡的多巴胺也很重要，它是讓我們精神很好、記憶力強的重要元素，如果多巴胺缺乏，就有可能引發憂鬱症。所以，光是一個酪氨酸的缺乏，就會導致一連串的內分泌、神經、代謝的失調。

另外，先前提到的色氨酸（Tryptophan），它可以直接從蛋白質分解而來，也可以從苯丙氨酸（Phenylalanine）轉換而來。色氨酸在身體中會轉換成５－ＨＴＰ，然後再轉換成血清素（Serotonin）。血清素能讓大腦變得很安祥（Calm），很愉悅（Happy），也很放鬆（Sleepy）。所以當我們吃到富含色氨酸的食物的時候，大腦裡的血清素會提高，身體變得很放鬆，情緒也會很好。如果缺乏色氨酸，則容易形成憂鬱症、失眠、躁症、注意力不集中、經前症候群、偏頭痛、對疼痛特敏感等等問題。

美國人習慣在感恩節晚上吃火雞大餐，聽說吃完之後心情會變得很好，不知除了過節團聚的氣氛使然外，跟吃火雞肉有沒有關係。研究發現，火雞肉裡含有豐富的色氨酸成分，所以吃了會覺得放鬆、愉悅、而且舒適。美國的自然醫學醫師把色氨酸或5—HTP應用在臨床上，發現對憂鬱症、躁症、精神分裂症的患者治療效果很不錯。當然，幫病人補充氨基酸，並不一定會完全治癒該項疾病，但至少可以使症狀緩解。

所以，血液中各種氨基酸的平衡與穩定是很重要的，而這些氨基酸都是從飲食中取得的。除了上述幾種，其實還有很多氨基酸可用在臨床上治療各種生理與心理疾病，叫做氨基酸療法，這在美國比較盛行，台灣醫師對此比較陌生。不論如何，只要蛋白質攝取足夠，身體自然會去使用它想使用的氨基酸。

身體裡面還有哪些荷爾蒙和蛋白質有關呢？像胰島素、升糖指數、副甲狀腺素、腎上腺皮質刺激素、抗利尿激素與生長激素都是。這些荷爾蒙，若不是從蛋白質裡面拿氨基酸做原料，就是結構裡有一串東西是氨基酸。蛋白質若缺乏，這些荷爾蒙都會受影響。例如口服兩種氨基酸，會刺激生長激素合成，除了可以幫助孩子們在夜晚睡覺時長大之外，很多運動員也用它來幫助肌肉長大，這在美國屬於合法的使用範圍。

幫助運輸與消化

我們體內的紅血球、白血球，以及免疫球蛋白，也就是抗體，都是由蛋白質所構成。所以，蛋白質如果吃得太少，免疫系統也會出問題。另外，像球蛋白這些蛋白質是用來輸送血液中鈣、鋅、維生素B6這些養分的。其他還有些蛋白質專門輸送鐵質、維生素A、氧氣、銅……等等。

此外，消化道也有很多酵素，負責消化蛋白質、脂肪、澱粉等，例如：胃蛋白酶、胰脂肪酶、胰澱粉酶……等等，都是由蛋白質所構成。還有，人類是恆溫動物，必須不斷的製造能量以維持體溫，也需要酵素的幫忙。血液的凝固、肌肉的收縮等等、大部分的人類生化反應，都需要酵素的存在。除了酵素，我們還需要輔酶（輔助酵素），包括鋅、鐵、銅、維生素B群等等。

形成醣蛋白等特殊分子

蛋白質會跟其他物質結合，形成特殊分子，例如醣蛋白、脂蛋白、金屬蛋白……等等。醣蛋白是最近十年一個很熱的話題，近十八年來有四個諾貝爾獎的得獎都與醣蛋白有關。所以我稍微解釋一下什麼是醣蛋白，以及它的重要性。

每個細胞的細胞膜上都有些受體，這些受體會接收來自血液、淋巴液、組織液中的各種訊息，以此和其他數以兆計的細胞溝通，而這種傳遞訊息的媒介，就是醣蛋白。各種不同的醣蛋白在血液裡四處流動，跑來跑去，彼此交流溝通，好像秀才不出門，便能看報紙而知天下事，這裡的報紙就是醣蛋白。例如，淋巴球在體內循環時，它怎麼知道何時要靠到淋巴結附近，鑽進去，再跑出來？這一連串的動作，是誰告訴它要這麼做的？其實，這就是淋巴結與淋巴球彼此釋放醣蛋白、溝通出來的結果。所以，身體內部的遠距離溝通，除了透過神經系統、內分泌系統以外，還可以透過醣蛋白。這是很新的一個話題，目前的西藥裡面還沒有研發出這種醣蛋白的藥品，但有些營養補充品，已開始出現含醣蛋白的產品。

構成蛋白多醣等間質

前面說過，蛋白質是構成細胞、肌肉、血球……等等身體基本結構的基礎。但是，在這些結構之間，有許多填補空間的物質，組織學上我們稱之為「間質」（Matrix）。好像池塘裡有魚、蝦、水草，但是「水」是填補池塘的間質。在人體的間質中，大致上包括糖氨多醣（Glycosaminoglycans, GAG）、蛋白多醣（Proteoglycans）、醣蛋白（Glycoproteins）、膠原纖維（Glycogen Fibers）、彈性纖維（Elastic Fibers）等等。這些間質，都與氨基酸與蛋白質有關。不要以為這些間質不重要，你知道嗎？台灣女性每年花五百億在這些東西上面呢！像愛美女性注射的玻尿酸，就是糖氨多醣的一種。另外，口服或塗抹膠原蛋白與左旋維他命 C，目的也在補足與強化這些間質。如果這些間質比較飽滿，許多女性就不必花錢去拉皮、豐胸、豐唇或做其他整形了。總之，醫學美容與化妝保養品都是圍繞在這些東西上打轉。所以，與其花大錢在打針、手術上，愛美女性不如注重體內環保，注意營養均衡，更能延緩間質老化，使肌膚保有彈性。還有，老人家常補充的維骨力，內含軟骨素與葡萄糖胺，也是在補充糖氨多醣。只要糖氨多醣足夠了，軟骨也就強化，關節也比較不會退化或磨損了。像這些知識只要弄清楚，你會發現，很多道理都是相通的。

形成脂蛋白

脂蛋白是一個複雜的結構，它的任務在運輸脂肪。脂蛋白裡面含有不同比例的蛋白質、脂質、三酸甘油脂、膽固醇、膽固醇脂、磷脂質。由於蛋白質的密度比較高，脂質的密度比較低，所以含蛋白質較多的脂蛋白就稱為高密度脂蛋白ＨＤＬ（High Density Lipid），由於ＨＤＬ會將脂質把膽固醇從末梢組織攜帶回肝臟代謝掉，所以ＨＤＬ又稱為好的脂蛋白。在高密度脂蛋白中所含的膽固醇，就稱之為高密度脂蛋白膽固醇（ＨＤＬ—Ｃ），俗稱好膽固醇。同理，含蛋白質較低的脂蛋白就稱為低密度脂蛋白（ＬＤＬ），它的功能是把膽固醇從肝臟帶到組織，與動脈硬化有關，所以俗稱壞的脂蛋白。在它裡面所含的，就是低密度脂蛋白膽固醇（ＬＤＬ—Ｃ），俗稱壞膽固醇。抽血可測定總膽固醇ＴＣ（Total Cholesterol）與ＨＤＬ—Ｃ的含量。ＴＣ除以ＨＤＬ—Ｃ若大於五，則罹患心血管疾病的危險較高，若低於三，則較沒有危險。

正確的蛋白質攝取量

蛋白質既然這麼重要，那麼，究竟每天要吃多少蛋白質才夠呢？從營養學上來看，一個人一天的蛋白質攝取量，差不多在四十至六十公克之間。在此提供大家一個簡易的計算方式：你可以將體重的公斤數乘以〇．八至一．二公克，即為每日所需蛋白質之公克數。這是正常人的平均值，但是依每人的體能狀況與特別生理需求又有所差異，例如懷孕婦女和運動員的攝取量就必須提高許多。因為運動員的肌肉經常收縮，容易受損，所以需要攝取更多蛋白質來修補，約每公斤體重攝取一．二至一．八公克蛋白質，而孕婦也差不多是這個量。至於兒童與青少年，因正值成長發育階段，也需大量的蛋白質補充，而且年紀越小需求量越高。所以一到十歲的小朋友每天的蛋白質攝取量應是體重每公斤一．一至一．四公克，六個月大到一歲的小寶寶每公斤一．四公克，而六個月以下的小寶寶則每公斤需二．二公克的蛋白質。另外，中老年人由於活動量少與代謝率低，蛋白質的攝取可降到每公斤〇．七五公克。腎臟有問題的人則要限制蛋白質的攝取。

那麼，到底要吃多少食物，才足夠一天的蛋白質攝取量？這得要先做點功課，了解一下各類食物中蛋白質的含量多少才能計算。例如體重五十公斤的人，依公式計算，一天必須攝取至少四十公克的蛋白質，而一塊一百二十公克的豆腐約含十一公克的蛋白質，所以如果只想從豆腐中攝取蛋白質，一天就必須吃下三、四塊。而一顆蛋的蛋白質含量約有六公克，如果只吃蛋，一天就必須吃下六、七顆之多。如果想知道每一種食物的蛋白質含量，可上台灣衛生署網站查詢（http://food.doh.gov.tw/chinese/libary/libary2.htm 點選：台灣區營養資料庫－食物成分表）。

不過，每公斤〇．八公克的量，在我的標準裡算是比較低的，我的標準是體重五十公斤的人一天至少要吃到五十公克以上才夠。尤其是家族裡有親戚長輩罹患糖尿病的人，平時必須攝取足夠的優質蛋白質、優質脂肪與纖維，否則血糖容易不穩，日後很容易演變成糖尿病。華人屬於耐得住飢餓的優秀人種，統計發現，人口中容易血糖不穩的人很多，所以要特別注意上述飲食與足夠運動，才能夠健康吃到老。

總之，每個人的體質不同、身體代謝養分的傾向不同，所需蛋白質的含量多寡也迥然不同，必須透過檢測方式，了解自己的代謝型態，再著手調整飲食內容。

不同病症的攝取量

不同疾病患者所需攝取的蛋白質含量多寡與種類也不大相同。身體受傷時，必須發動很多白血球出來清理傷口，會消耗很多蛋白質，所以必須大量補充。例如，剛動完手術的人，小手術患者每公斤體重的蛋白質攝取量應上修至一．二公克，重大手術患者則應達一．八公克。

至於癌症患者，我不建議吃動物性蛋白質，因為容易產生毒素的問題，但完全不吃蛋白質也不行，所以應從蔬菜與豆科植物中去攝取，比例也不用太高。

有些想減肥的人，由於體質傾向於快速代謝澱粉，所以蛋白質的攝取量應提高至三〇％左右（原理比較複雜，請詳見第一六二頁「我該吃多少澱粉呢？」），而且最好也以植物性蛋白質來取代動物性蛋白質，或者大量植物性蛋白質搭配少量動物性蛋白質為佳。這些人因體質關係，吃蛋白質和脂肪比較不容易餓，所以每天只需要攝取八百至一千二百大卡就覺得飽了，如此便可輕輕鬆鬆達到降低總熱量攝取的目的。很多人因為吃錯食物比例，即使每天吃到二千至三千大卡都還覺得餓，而且體重一直增加，這是大多數減肥者的痛苦所在。很多人不曉得，減肥其實可以不必餓肚子，只要了解生化運作，靈活運用食物比例的原則，減肥可以減得輕鬆愉快，不必吃難吃的代餐包，照樣享受美食。有人會以為用這種食物比例的方法會吃下過多蛋白質，其實也不盡然，因為總熱量攝取降低，蛋白質的比例雖然高到三〇％，但是仔細計算，有可能也還是吃到每公斤體重約一公克蛋白質的標準建議量。如果萬一真的吃的蛋白質超過標準，等體重降下之後，就要開始降低蛋白質比例，但要增加運動量來避免澱粉轉換成脂肪囤積起來。

健康第三招：慎選優質澱粉

什麼是優質澱粉呢？簡單來說，只要是五穀類、根莖類、蔬菜類，不經加工、以其原始面貌呈現出來、保留較高營養成分與纖維質、不易產生身體不適的，就屬於「優質澱粉」類的食物。相較之下，劣質澱粉指的就是白米、去了胚芽的小麥、白麵包、白麵條等等。所以糙米比白米未經加工，營養價值較高，就是優質澱粉；黃豆類製品雖然富含蛋白質，但澱粉與纖維也不少，所以也是優質澱粉。相反地，時下年輕人喜歡吃的洋芋片、餅乾、糕點、精製麵包，都太精製或加工過度，屬於不良的澱粉來源。

適合台灣人的優質澱粉

要知道，選用當地當季的食物對當地人最好，一方面經濟效益佳，另一方面，能成為當地食材，必定都經過長時期的自然界演化，留下來的都是最適合當地人的體質與當地氣候的東西。所以當地盛產什麼，就該吃什麼，這是最好的飲食方式。例如台灣到處都有地瓜，升糖指數還好，是優質的澱粉來源，非常適合台灣人食用。

至於同屬澱粉類的馬鈴薯呢？馬鈴薯因升糖指數高，吃了容易血糖不穩，而且屬於茄科植物，容易產生毒素，所以稱不上是優質澱粉。歷史上記載，馬鈴薯是在距今約兩百多年前，從歐洲引進美國的作物，後來才推廣到全世界。馬鈴薯不耐潮濕，在一八四〇年代，愛爾蘭與歐洲許多國家因為多雨，馬鈴薯長黴，導致八分之一的愛爾蘭人口餓死或病死。約有四分之一的人口移民，大部分去了美國。所以，早期很多美國人對馬鈴薯餘悸猶存，認為馬鈴薯是「邪惡的食物」。其實，黴菌的問題只要種植與貯存保持乾燥就比較沒事，比較麻煩的是馬鈴薯含有龍葵鹼（Solanine）與卡可鹼（Chaconine）。這兩種生物鹼是馬鈴薯天生對抗病菌的毒素，人類誤食卻會引起噁心、嘔吐、腹痛、頭痛、暈眩等症狀，大量時甚至會致死。這是所有茄科植物的共通特性。所以馬鈴薯只要一發芽或表皮變綠就有毒了，必須非常謹慎食用。

多吃蕃薯和糙米

馬鈴薯不耐濕熱，所以不是台灣本地的農作物，必須仰賴進口。但是番薯就不一樣了，雖然它的原產地也在中南美洲，但它非常適合台灣的氣候與土壤，它好種又好吃，不需農藥與化肥，也沒有馬鈴薯毒素的危險，而且曾經陪伴過台灣老一輩度過困苦的日子，與台灣人有特殊的情感。另外，番薯除了塊根，地面上的莖葉也是非常棒的深綠色蔬菜，隨便種隨便長，抗病力強，不必噴灑農藥。在台灣民間，番薯葉屬於「賤菜」，早期農業社會拿來餵豬，可見它多麼容易栽種。我們現代人，就是要多吃像這類生命力旺盛的番薯葉或其他本土農作物，對健康也好，對經濟發展也好，一舉兩得。在這裡，我要鼓勵大家多種番薯葉，家裡只要有陽台就可以栽種，有屋頂或空地更棒，隨意種，它就隨便長，如果讓它攀沿，產量會更豐盛。番薯葉可以說是我最推薦的台灣優良蔬菜之一。

還有稻米一向是台灣的主要農作物，台灣人的主食以前也都是米飯，但是到了最近二、三十年，卻有很大的轉變。根據統計，民國五十六年時，台灣人平均每人每年吃下一百四十一公斤的稻米，到了民國八十九年，卻只剩不到一半、五十四公斤。原因是很多人改吃麵包、麵條、饅頭、包子等小麥製品，魚肉蛋奶的攝取量也比以前多很多，所以米飯吃得越來越少。其實，就澱粉而言，稻米是比小麥優良的來源。原因除了南方人已經吃了幾千年稻米，體質已經習慣了之外，稻米也比小麥更不容易引起慢性食物過敏。統計發現，不管是在美國或台灣，小麥製品都是慢性食物過敏排行榜上的第二名（第一名是牛奶）。所以，對大多數的台灣人而言，米飯比小麥製品有益健康，大家應該多吃糙米飯或五穀飯，如果是有機栽培的則更好。

我該吃多少澱粉呢？

該吃多少澱粉，和該吃多少蛋白質與脂肪的道理一樣，除了要看一餐裡食物的比例多少而定外，也和每個人的代謝型態不同有關。

「代謝型態」有三種

每個人的體質不同，代謝型態也不一樣，有些人傾向於代謝澱粉，有的則傾向於代謝脂肪與蛋白質。代謝型態可分為第一型、第二型與中間型。第一型的人佔少數，他們即使不運動，也可以以澱粉維生，卻不會肥胖或血糖不穩，只吃飯或水果也可以撐很久不會餓；中間型是比較均衡的代謝型態，這類型的人的食物比例應該是三比三比四，也就是蛋白質三〇％、脂肪三〇％、澱粉四〇％；至於第二型的人，這類人應多吃脂肪和蛋白質，澱粉最多只能吃到二五％至三〇％。

在人體的新陳代謝過程中，有幾個很重要的生化反應。首先，是所有澱粉類食物被我們吃下去後，會在小腸內分解成糖分，進入血中，透過循環，送到全身各細胞。糖分進入細胞後，會經過糖解（Glycolysis）變成丙酮酸（Pyruvate），順便產生一點能量（2 ATP）。丙酮酸再進入細胞裡的粒線體以後，會經過檸檬酸循環（Kreb Cycle），產生很多能量（36

ATP），這就是我們每天體力的來源。如果，吃下去的澱粉或糖分太多，就會透過剛才說的糖解與檸檬酸循環，進入脂肪酸合成（Fatty Acid Synthesis），變成脂肪囤積起來。學理雖然複雜，但簡單一句話，就是「澱粉是能量的來源，如果吃太多，會變成肥肉。」這就是為什麼米飯或麵粉類，一向被人們稱為「主食」的原因，而且在以前的飲食中，佔所有熱量來源的七〇％。

運動會加強細胞膜上胰島素受體的敏感度，使血液中的葡萄糖順利進入細胞中，糖分進入細胞中才能燃燒產生熱量，在血管中則不行。基因遺傳使得大部分人的糖解與檸檬酸循環效率都偏快，所以必須不斷送糖分進入細胞讓它燃燒，否則細胞會缺乏能量，運作會出問題。這些人，基因遺傳比較偏向第二型。打個比方，好像它們是用報紙來燒營火，必須不斷投報紙進去，否則營火會熄掉。

現代台灣人以第二型居多

要解決這一個問題，有三個辦法。第一，是加速讓糖分進入細胞燃燒，所以要不停地體能勞動，我們的祖先就是這樣子，所以吃很多飯，做很多勞動，不會有健康的問題。第二，是不怎麼運動，但不斷吃些糕餅或甜點，或多吃很多飯，以免肚子餓，但是用這辦法會產生惡性循環，那就是越吃越容易餓，血糖會高低起伏，會有中廣型肥胖，最後會變成糖尿病。現代社會中，糖尿病越來越多就是這個原因。第三，是不怎麼運動，但是少吃精製澱粉，多吃脂肪與蛋白質，如此，可以藉由「產物大於生成物」這個簡單化學原理，使脂肪燃燒產生足夠熱量，間接引導糖解與檸檬酸循環效率減慢，如此一來，就不會有肥胖或糖尿病問題，而且還可以享受美食不必辛苦大量運動。

有美國學者推測，古埃及人很可能就是因為不明瞭這個道理，採用了第二個辦法，未採用第三個辦法，因而使龐大的古埃及帝國滅亡。怎麼說呢？古埃及出土的木乃伊，都有嚴重的齲齒與肥胖的問題。古希臘人稱呼古埃及士兵是「吃麵包的人」（Artophygoi, The Bread Eaters），因為古埃及士兵每天由國家配給五磅重的麵包。古埃及人在尼羅河流域三千多年，發展出了非常純熟的農耕技術，使他們可以享用非常充沛的穀物。古埃及人的飲食主要為麵包、喜瑞爾、新鮮蔬果、橄欖油、一點點魚與家禽，完全不吃紅肉。由於吃了太多太多的澱粉，使他們不但人人有蛀牙，身上肥肉一圈又一圈，而且血糖不穩、體能下降。雖然埃及的醫術相當進步，但還是沒有挽回國力衰退的命運，因而被其他國家統治，最後滅亡。

總之，每一個人的代謝型態都不一樣。根據我的臨床觀察發現，現代台灣人以第二型居多，上班族每十個人當中，約有六人是第二型，兩人是第一型，兩人是中間型，但是大部分的上班族卻是吃第一型甚至更極端的飲食（以澱粉為主），難怪有那麼多人血糖不穩或身體不適。

檢測自己的代謝型態

那麼，要如何知道自己是屬於哪一種代謝型態呢？方法有四種，其中一種是以問卷方式進行，列出約八十道是非題，使受試者自己回答。另外還要加上唾液、血液、尿液檢測。最後以上述四項指標，再進行交叉比對，才能精確算出身體的真實代謝傾向。全程需歷時二小時，雖然耗時，但卻值得一做。在做這些檢測時，還會進行一項挑戰，給受測者喝葡萄糖。葡萄糖是一種非常容易燃燒的物質，喝完之後觀察其生理反應，間隔三十分鐘、四十五分鐘、二十分鐘，各問幾個問題，每次還要收集血液與尿液，最後再根據數值，畫出身體代謝葡萄糖的曲線。如果葡萄糖實在燃燒得太快，就可以確定是第二型的代謝型態。

根據美國一千五百人的數據分析，肥胖朋友中，約有六〇%屬於第二型，換句話說，六〇%的人吃肉可以減肥。但我在這裡要提醒大家，肉一定要選乾淨無毒的肉品，還有，吃肉減肥不能持續太久，要注意身體酸鹼值，也要注意尿酸值是否太高，如果可以的話，盡可能以豆類代替。總之，第二型的人只要澱粉少吃就能瘦下來，吃反了，反而會越吃越胖。另外，癌症病人約有七八%屬於第一型，飲食應該要高澱粉、少蛋白質與脂肪。而糖尿病患約有七二%屬於第二型，要注意的是不能攝取過多的澱粉。總之，只要確定自己的代謝型態，依照正確的食物比例去吃，身體就會慢慢回到平衡點，很多疾病也會慢慢舒緩，甚至康復。

如何計算食物比例

要特別一提的是，所謂的食物比例如何計算。例如中間型的人食物比例是蛋白質三〇%、脂肪三〇%、澱粉四〇%，這個比例指的是食物裡面由脂肪提供的熱量佔三〇%，而不是指吃下肚子的脂肪重量佔總食物三〇%。三〇%的脂肪看似很多，但仔細換算一下，一公克的脂肪可產生九大卡的熱量，一公克的蛋白質或澱粉才產生四大卡的熱量，所以，三〇%的脂肪其實量並不會太多。而且，很多食物都有隱藏油脂，例如花生、黃豆、瘦肉、蔬菜、種子類……等等，不一定是炒菜油或肥肉才算油脂。以上的算法，必須在電腦輸入所吃食物的種類與份量，經過精密計算，才能得到比例，不是目測可以知道的，答案揭曉時，通常會和一般人想像有蠻大的差距。

目測與精密計算會有明顯差距的另一個原因，是水分。譬如說，吃一塊重四十公克的瘦肉或肥肉，並不表示你吃進四十公克的蛋白質或四十公克的油脂。因為這四十公克裡，除了蛋白質和脂肪，其他還有水分。一塊煮熟的瘦肉，水分佔六〇%、蛋白質佔二九%、脂肪佔一〇%，所以四十公克的瘦豬肉，蛋白質只有十二公克、脂肪四公克、澱粉〇公克。而一塊四十公克的五花肉，蛋白質約佔九公克、脂肪十二公克、澱粉〇公克。

常見食物的營養比例

所以，如果要精確計算，必須請專家幫忙，或者你也可以到衛生署網站查詢每一種食物的各種營養素比例，雖然頗為麻煩，但是親自算過一遍之後，保證你大有收穫。經過我對台灣小吃的營養分析，發現大部分的營養比例與我前面所說的中間型三比三比四差距很遠。舉例來說，一碗蚵仔麵線裡的蚵仔只有幾顆，蛋白質和油脂皆明顯不足，最多的只

美國研究三十年來代謝型態所建議的食物營養素比例

代謝型態	第一型	中間型	第二型
蛋白質	25-30%	30-40%	40%
脂肪	20-30%	20-40%	30-40%
澱粉	40-55%	20-40%	20-30%

常見的台灣小吃營養分析

名稱	蛋白質	脂肪	碳水化合物	熱量（大卡）
蚵仔麵線（小）	3.7%	12.8%	83.5%	200
餛飩麵	25.5%	15.7%	58.8%	560
蚵仔煎	14.0%	31.4%	54.6%	194
牛肉餡餅	22.2%	23.6%	54.3%	223
肉圓	9.7%	4.7%	85.6%	135
韭菜盒子	19.2%	28.9%	51.9%	229
肉粽	17.3%	18.4%	64.3%	233
筒仔米糕	13%	16.9%	70.1%	244
八寶粥	8.3%	3.9%	87.8%	75
廣東粥	29.1%	25%	54.1%	88
蝦仁炒飯	14.4%	5.2%	80.4%	138
鮮肉包	13.9%	17.7%	68.4%	281
菜包	16.0%	4.5%	79.5%	226
燒賣	28.5%	29.3%	42.2%	198
小籠包	23.4%	37.8%	38.8%	240
豆沙包	12.3%	0.5%	87.2%	241
饅頭	11.1%	3.6%	85.3%	277
素食水餃	22.8%	10.2%	67.0%	167
牛肉水餃	21.3%	25.7%	53.0%	219
豬肉韭菜水餃	19.6%	26.6%	53.8%	227
豬肉鍋貼	17.2%	21.6%	61.2%	229
芝麻湯圓	7.1%	21.8%	71.1%	343
珍珠丸子	24.2%	25.7%	50.1%	221
甜不辣	11.2%	6.9%	81.9%	201
花枝羹	44.7%	18.4%	36.9%	125

有澱粉（麵線與太白粉勾芡）。經過計算，蚵仔麵線的營養比例為蛋白質三．七%、脂肪一二．八%、澱粉八三．五%，距離第一型或中間型都非常遙遠。餛飩麵比較好一點，蛋白質二五．五%、脂肪一五．七%、澱粉五八．八%，勉強可說是第一型。

運動量越大，身體越傾向第一型代謝。所以，農夫或勞動者可以多吃一些澱粉。日據時代的台灣人、文革時的大陸人，體能耗費很大，澱粉攝取比例高達六〇%至八〇%，但都沒有肥胖或糖尿病的問題。現代的上班族或學生族，體能活動量很低，雖然體內有阿公阿媽類似的基因，但表現出來的代謝傾向，很多人已經偏向第二型。也就是說，現代人飲食中澱粉不能吃太多，否則容易有血糖不穩、情緒不穩、鮪魚肚、中廣型肥胖、糖尿病……等等問題。

健康第四招：戒掉吃「壞零食」的習慣

什麼是壞零食？

什麼是壞零食？就是我們最常看到、在商店裡賣得最多、電視裡最常打廣告的那些零食：糖果、蛋糕、餅乾、巧克力、洋芋片、汽水、可樂、咖啡、含糖飲料……。以下是關於壞零食的五個特點，大家可以從產品標籤中嗅出一點端倪。

糖的含量大多偏高

第一，含大量的糖。這種糖是精製糖（我簡稱精糖，請注意不是糖精），包括白糖、方糖、紅糖。精糖是「合法的毒藥」，是一種會讓人上癮的東西。精糖在大腦裡面成癮的機制，跟海洛因、嗎啡、安非他命、尼古丁、咖啡因等的成分有幾分類似。

造物主的傑作之一就是讓有些東西很甜，例如水果，讓人和動物很想吃，藉以達到散播種子的目的。但自然界甜的東西沒有一個是純糖的，例如水果裡的甜味，除了含有各式各樣的糖之外，還有很多維生素、礦物質、纖維、油脂、植物營養素等營養成分，把糖分結合在一起，它們雖然有糖，可是吃了以後，身體的副作用並不大。現代人很聰明，把這個糖提煉做成白色的、透明的精糖。就像海洛因這類毒品一樣，純度越高讓人越過癮，但也很容易上癮，尤其是糖果、蛋糕、冰淇淋這些東西。

有個例外是巧克力。巧克力裡也有好東西。其中的可可亞含有生物類黃酮，具消炎、抗老、抗氧化等作用，對身體健康還不錯，問題是加了糖之後就不好了，尤其糖的比例太高的話，會把可可亞的好處都抵消掉。所以巧克力偶爾可以吃，但最好選擇可可亞含量高的純巧克力、無糖巧克力或用優質代糖做成的巧克力，而且要注意千萬不要含反式脂肪酸（氫化植物油）。

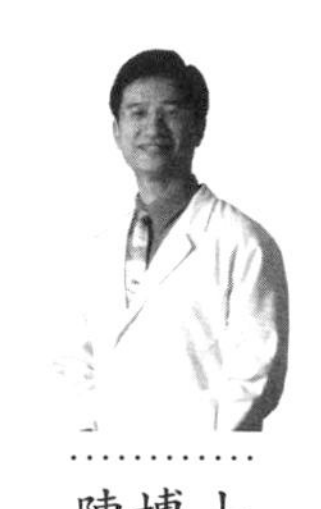

要命的「糖癮」

十幾年前，我剛到美國時，在佛羅里達州住了一兩年，發現美國南方人的蛋糕幾乎可說是糖粉堆出來的，甜得不得了，頂多只能吃一小口。結果很多台灣留學生入境隨俗，才幾個月時間，已經能吃下一大塊，也不再覺得甜得那麼恐怖了。所以，糖癮就像酒癮、菸癮、毒癮一樣，是可以培養的，會越吃越習慣，越吃口味越重。如果突然停止吃糖，也會有戒毒反應（Withdrawal Symptoms），包括頭痛、倦怠、顫抖、焦慮、憂鬱……等等。

精糖在自然界中並不存在。印度人首先從甘蔗中提煉出精糖，受到歐洲人極度喜愛，西班牙人在一五〇六年開始種甘蔗製糖。整個人類吃糖的歷史也不過五百年而已，更早以前，只有蜂蜜可以用，但是蜂蜜比起精糖健康多了。製糖工業把糖結晶分離出來，可使糖的純度達到九九．九％。高純度與高使用量，造成了許多人身陷其中、不可自拔。這可怕的「糖癮」，五百年來，正在一步一步地，緩慢地侵襲著全人類。

酒精濃度越高，越容易醉。海洛英的純度越高，快感越強。所以，吸食毒品的人不惜以高價購買高純度的毒品。喝酒的人，酒越喝越烈。糖也是一樣，如果吃糖果、冰淇淋、巧克力，比較容易上癮，而吃綠豆湯、花生豆花、仙草冰、水果、江浙菜，就比較好一些。這和空腹喝酒容易醉、邊吃飯邊喝酒比較不會醉的道理是一樣的。這些容易上癮的物質，如果有其他飯、菜、綠豆、花生、仙草、水果……等等跟著一起吃下去的話，它的危害會比較低。

使用大量精製澱粉

第二，含大量的精製碳水化合物，也就是精製的澱粉。例如餅乾、糖果、蛋糕、麵包等等。這些東西的升糖指數都很高，吃下去就和喝糖水、汽水一樣，血糖立刻飆高，沒多久以後再急速下降，像是在坐雲霄飛車一樣。碳水化合物的食物吃到肚子裡的時候，會以葡萄糖的方式進入到血液，此時胰臟就會分泌胰島素，把葡萄糖壓到細胞裡面，但因為壓得過度，吃飽後會變得疲倦想睡覺，本來血糖是很高的，結果壓太多反而使血糖過低、昏昏欲睡。長期下來會使胰臟與腎上腺產生精疲力竭的負面效果，這也是早期糖尿病的起因與癥兆。當然，不是每個人吃精製澱粉都會得糖尿病，還必須有遺傳的體質，不過，華人有這種潛在體質的人非常多，我估計約有一半以上，所以還是要特別小心。

碳水化合物在食物裡面是很重要的營養素。但是，我們要盡可能去吃複雜的碳水化合物（Complex Carbohydrates），也就是「粗食」的意思。這個東西原來長什麼樣子，我們就吃它原來那個樣子，不要經過太多加工。太精製的食物，不但養分喪失，吃了也會讓血糖不穩，並造成肝、胰、腎上腺的疲乏。

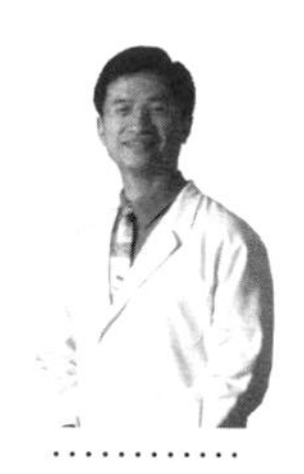

陳博士聊天室

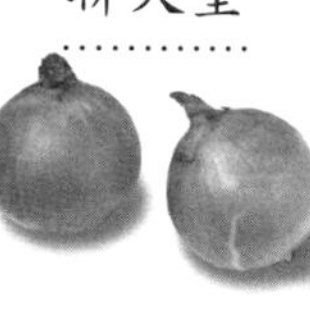

糖尿病的預防與成因

我們先講講胰臟的問題。在吃了精糖或精製的澱粉以後，會刺激胰臟裡面的「蘭氏小島」（Islet of Langerhans），使其分泌胰島素，如果長期吃太多精製澱粉又缺乏運動，就會使蘭氏小島過度工作，因而疲乏，最後導致胰島素分泌不足，形成第二型糖尿病。

肝臟和糖尿病也有很大關聯，因為血糖過低的時候，除了胰臟會分泌胰島素外，肝臟也會把肝醣分解成葡萄糖，做為應急之用，以此彌補血糖不足的問題。若長此以往，血糖忽高忽低，肝臟功能也會受影響。

在腎上腺方面的情形也是如此。腎上腺素在血糖過低的時候，也會被刺激而分泌出來，一分泌出來後就會使血糖升高。腎上腺素是一種應急荷爾蒙（Rescue Hormone），在身體低血糖或是趕公車、上台演講時，它會被刺激出來，讓你能應付緊急狀況，例如手腳裡的末梢血管收縮，把血流送往大腦或心肺等重要器官，所以緊張時會手腳冰冷、冒冷汗、心跳加快，就是這個道理。腎上腺素會使血糖升高，送往大腦，使人不會因血糖過低而昏倒。以上都是身體內自我調節的重要機制，但是平時最好不要太濫用，否則長期下來會導致胰臟、肝臟和腎上腺的疲乏。臨床上，有經驗的醫師很容易經由問診或檢測得知病人是否有這些狀況。如果在疾病潛伏期就偵測出來，並藉由飲食的改變或吃些天然藥物，使其逆轉，就可以完全恢復健康，甚至比以前更健康。臨床上，糖尿病的潛伏期與初期，透過全方位的自然醫學，很容易可以完全恢復健康，若來到中期就比較難一點，但是可以控制血糖不要太高，到了末期，則只能避免嚴重併發症的產生，例如失明、截肢。

人類正常的饑餓反應，應該是肚子咕嚕咕嚕叫，或覺得肚子有餓的感覺，如此而已。但很多人肚子餓的時候，卻會出現脾氣暴躁、頭暈、頭痛、發抖、冒冷汗、手腳冰冷、四肢無力等症狀，這些都是不健康的饑餓反應。會有這些反應，就是腎上腺素被激發出來了，也就是血糖過低了。

饑餓的時候，身體應該有能力從肝臟拿出一些肝糖來應急，而不應該動用到腎上腺素，這是因為身體運作不夠健康才會這樣。

饑餓的反應如此，那麼，飽食之後的反應又該如何？很多人吃飽後就覺得昏昏欲睡，其實這樣也不大健康，通常是吃了太多精製澱粉、血糖忽高又忽低的緣故。

臨床醫師能從問診裡得知患者平日的飲食狀態，以及相關的症狀，以此判斷是否有早期糖尿病的徵兆，如果又有家族史的話，則機率更高。若不及時改善，可能不出幾年就會有胰島素抗性、X症候群、糖尿病。目前罹患糖尿病的人口已越來越多，也越來越年輕，前幾年時代雜誌有一期封面人物，就是一名罹患糖尿病的十一歲女孩。她得的是第二型糖尿病。通常第二型糖尿病都是五、六十歲才會得的，現在竟出現一個十一歲的病例。

含人工添加物及壞油

第三，含有大量的人工食品添加物。人工色素、人工香料、人工防腐劑、人工抗氧化劑、人工保色劑、人工甘味劑、人工膨鬆劑都是。這些成分都容易降低免疫力，損壞肝臟、腎臟，造成過敏等現象。至於法定的安全劑量，那是人為訂出來的，並不表示這些添加物可以吃，也許吃一點不會有立即性的症狀或危險出現，但長期下來累積的毒素，對身體造成的壓力或侵害，將遠超乎你的想像。例如研究發現，黃色五號色素，與過動兒有關；硫化物會引起許多人過敏；甲醛會損傷黏膜與肝臟；糖精會損傷腦力與致癌；亞硝酸鹽也會致癌。還有，鋁罐裝的汽水、可樂，一經高溫就會將鋁溶解在可樂裡面，對頭腦造成損傷；鋁與老年失智症也有密切的關係。另外，鋁會跟身體裡的鈣、鎂一起競爭，身體一旦吸收到鋁，會導致鈣的流失，而造成骨質疏鬆。以上種種，只是冰山的一角，讓大家知道人工添加物通常不是什麼好東西，能避開就盡量避開。我們應盡量選擇天然香料、天然色素、天然防腐劑來取代人工的東西。也許你會問：有天然的防腐劑嗎？當然有，例如糖、鹽、醋、天然維他命 E 等等都是。

第四，含有太多不好的油脂。例如市售的洋芋片，只要拿一片隨便點個火，就能燒個兩分鐘，可見含油量有多高！而且都是高溫油炸過的、含反式脂肪酸的、精製的、非常劣質的油，會降低免疫系統、破壞細胞膜、加速老化、堵塞血管、形成癌症……等等數不清的問題。

壞零食帶來的壞影響

不健康的零食，會造成很多健康上的問題：糖尿病、高血壓、心臟病、X 症候群、肥胖、過敏、過動兒……。不健康的零食不是含有過量的精糖，就是含有氫化的、氫化的或精製的油脂，對身體都非常不好，容易使血糖不穩、血管中形成血栓、免疫力下降、注意力不集中……等等。

我在美國有個工程師朋友，每天工作長達十幾個小時，忙得連吃飯的時間都沒有，所以他一天只吃一餐。一天雖然只吃一餐，但是卻容易發胖，因為身體認為一天只能吃一餐，也就是平常處於饑餓狀態，所以每吃到那一餐的時候，身體會盡可能把那一餐吸收、儲存起來，這也就是為什麼反而少量多餐可以減肥的原因。

吃健康的零食，可以避免正餐吃下太多與吸收太多。當身體知道一天有好幾餐可以吃的時候，就比較不會餓，也不會急著把吃到的東西轉換成脂肪儲存起來。但這不是鼓勵大家要多吃零食少用正餐，而是建議大家三餐吃七分飽就好，若餐與餐之間肚子會餓，可以適度補充一些優質零食。

據統計，每個美國人一年要吃掉一百七十磅（約七十七公斤）的糖，等於一個人一天要吃掉二百一十三公克的糖。這是個平均值，代表還有很多人吃的不只這個量。像我一年可能還吃不到兩磅。

有個研究是讓正常人吃下一百公克的糖之後，觀察其身體有何反應。抽血檢驗的結果，發現其白血球吞噬細菌的能力立即降低五〇％，而且時間持續長達五個小時之久。通常一瓶可樂裡頭就含有二十七公克的糖，很多人一天就喝好幾瓶，這都嚴重過量，非常可怕！

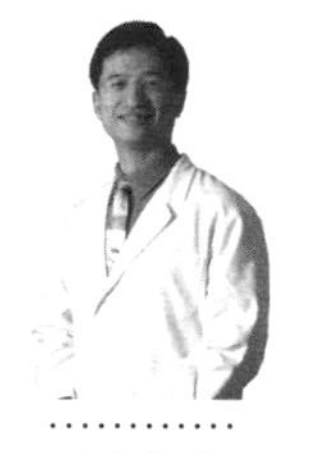

陳博士聊天室

喝咖啡到底好不好？

常有人問我喝咖啡的問題，在此我順便也提一提。喝咖啡會利尿，使人脫水，所以喝下一杯咖啡的同時，必須補充兩杯水的份量，才不至於造成身體水分的流失。但是，有誰喝一杯咖啡會補喝兩杯水呢？大多數人以為喝咖啡也是在補充水分，殊不知咖啡喝越多，身體的水分流失得越多。

咖啡裡面含有大量咖啡因。咖啡因對人體產生的壞處，可用四個字來形容——「寅吃卯糧」，也就是這個月就吃下個月的糧食。雖然喝咖啡會很興奮、很有體力、很有精神，但這個精神卻是向明天借來的。等咖啡因的藥效過去之後，身體會更感疲乏。我想美國與台灣有很多患有「慢性疲勞症候群」的人，應該都和長期壓力與長期喝咖啡有關。精神不振的時候，喝咖啡的確可以刺激腎上腺素分泌、提升血糖、分解脂肪，但是日積月累下來，會形成焦慮、心悸、失眠、憂鬱、疲倦……等等問題，所以我建議大家最好還是不要喝咖啡，尤其天黑以後千萬不要喝，以免失眠。少數敏感的人，甚至下午開始就不能喝。如果要提神，還有很多好方法，例如喝花旗參茶。

如果有人就是喜歡咖啡的味道，一時戒不掉，我建議可以選用低咖啡因的咖啡。大部分低咖啡因咖啡是用化學溶劑，把咖啡豆裡的咖啡因萃取出來；由於化學溶劑可能殘留在咖啡裡，所以我並不建議這種咖啡。比較好的方式是用水把咖啡因萃取出來，但是這種咖啡比較難買得到。

此外，咖啡還有很多問題。例如，咖啡產地化肥與重金屬的污染、咖啡豆的烘培問題、即溶咖啡的仿冒問題……等等。很多人也許不曉得，許多即溶咖啡是用烤焦的綠豆粉、咖啡因與人工咖啡香精做出來的，咖啡因與咖啡香精可以在化工行買到，做出來的咖啡味道與顏色，與真品難以分辨。

什麼是好零食？

就是不具有上述壞零食的特色，少經加工處理，越接近原始天然面貌的零食，就是越好的零食。它們通常含有高纖、優質蛋白質與優質油脂。

新鮮水果是上選

首先，我要推薦的好零食就是新鮮水果。例如不含化肥或農藥的有機芭樂、蘋果、番茄、葡萄、火龍果、香蕉、柳橙、奇異果、鳳梨、酪梨、芒果……，都是非常健康的零食。自然界的蔬果中，含有大量的維生素、礦物質、抗氧化劑、消化酵素與生物類黃酮，以及許許多多目前科學界尚未證實的植物營養素。這些成分對人體的好處，自不用多言。

例如消化酵素就非常重要。水果本身即含有酵素，如果放一陣子不吃，就會發酵、腐敗。所以我們如果吃下太多食物，胰臟、肝臟過度疲乏，無法分泌足夠的酵素的時候，光是水果中的酵素，就能幫助我們消化很多食物。但酵素在超過攝氏五十五度的溫度時就會被破壞掉，所以蔬果還是吃生鮮的比較有效。

有人擔心有些水果很甜，糖分會不會太多，對身體會不會造成負擔？其實糖分在水果中，是以天然的方式存在，一般來說，比較不會有負面的影響。水果中雖然含有很多蔗糖，也還有很多礦物質、維生素、纖維和其他植物營養素，能形成一種互相制衡的作用。例如，蔗糖會降低免疫力，但是維生素C會提升免疫力，纖維可使蔗糖被腸胃消化吸收的速率減緩。總之，水果中的眾多營養素所帶來的好處，會蓋過糖分所帶來的壞處。

新鮮蔬菜也可當零食

第二種我要推薦的好零食是新鮮蔬菜。沒錯，蔬菜也是零食的一種。只要是有健康概念的人，都會將蔬菜當做零食的首選。例如有機的紅蘿蔔、小黃瓜、芹菜、義大利脆瓜、豌豆、綠色花椰菜……。這些蔬菜切塊或切條之後，隨身攜帶，嘴饞或肚子餓的時候，沾點佐料，就是最健康的零食。佐料最好選擇一些較健康的食材，例如Salsa、Hummus、Beandip、Yogurt等等，這些佐料在台灣可能找不到，頂多只能找到優格，但盡量要買到不加人工香料色素與奶粉的原味優格，或者自己在家DIY也可以。吃這些蔬菜，可以養顏美容、抗老化，是最佳的天然零食。

堅果、水果乾極適合解饞

第三種好零食是水果乾。例如葡萄乾、大棗乾、芒果乾、香蕉乾、龍眼乾……，當然前提都得是未加任何人工添加物的有機水果乾才好。一般常用的防腐劑有BHT、己二烯酸、硫化物等等，多數皆可自外包裝上得知，購買時要仔細閱讀標籤。

第四種好零食是乾果堅果類。例如腰果、杏仁、核桃、栗子、松子……，但注意勿加太多鹽或過度烘烤。花生也不錯，但台灣因地屬海島型氣候，空氣較潮濕，花生容易孳生黃麴毒素，比較麻煩，會對肝臟造成傷害，必須特別小心。堅果類食物中含有大量的蛋白質和油脂，腎臟不好或有痛風的人都不宜多吃。還有，體質太燥熱的人，也不適合烘培過的堅果。

第五種好零食是高蛋白零食。血糖不穩的人最適合這類零食。在美國可以買到 Protein Bar 或 Low Carb Granola Bar，但是在台灣，可以自製或很容易買到水煮蛋、茶葉蛋、滷蛋、豆干、魚丸、甜不辣、牛肉乾、雞翅……等等。市售豆乾、魚丸與牛肉乾要注意買不含防腐劑的，但又要注意新鮮。

其他的好零食還包括，用純果汁做成的軟糖、現榨的新鮮有機蔬果汁（須在十分鐘內喝完）等等。

上述只是一般建議，其實每個人的需求可能不同。不同體質、不同的健康狀況、不同季節，會有不同的零食需求量。例如冬天因天氣寒冷，代謝較高，所以可能需要較多的蛋白質與脂肪，多吃些乾果類與高蛋白食物是很好的。台灣或其他東南亞國家的夏天，不妨多吃蔬菜水果當做零食，營養又健康。

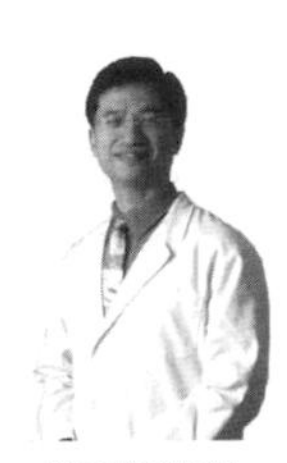

為什麼吃巧克力會讓心情變好？

很多年輕女性在月經來之前或情緒不好時，會想吃巧克力、糖果（黑糖）或是麵包，你知道為什麼嗎？這是因為大腦裡需要一些血清素或多巴胺與腎上腺素，而甜食或高澱粉食物，可以快速滿足這個需求。

這是個頗為複雜的機制，但值得你進一步了解。首先，我們知道色氨酸（Tryptophan）是大腦中血清素的重要來源，而血清素會使人心情愉悅。酪氨酸（Tyrosine）是大腦中多巴胺與腎上腺素的來源，使人精神振奮。如果月經快來或身體飢餓時，身體會特別需要這些氨基酸（色氨酸與酪氨酸），應該吃高蛋白食物才對，但是，為何吃巧克力可以快速滿足呢？巧克力屬於高糖零食，並不含氨基酸啊？高糖和高澱粉食物，可以令人快速愉悅的原因，是因為吃下去後，會使胰島素快速增加，而胰島素會使酪氨酸與苯丙氨酸在血中濃度降低，使色氨酸在競爭上處於優勢，很快進入細胞中轉換成血清素，進入腦中，使人有愉悅感。所以，身體內的色氨酸的濃度依然很低，但卻達到增加血清素的目的。這種吃甜食或麵包會使人快樂並不是治本的方法，而且養成習慣後會愈演愈烈。打個比喻，就好像銀行帳戶裡沒錢、向別人借錢吃飯一樣，老是這樣並不是辦法，應該努力去賺錢才對。

很多年輕人身體很瘦、沒長什麼肉，但卻喜歡吃甜食或精製澱粉，也是這個道理。支鏈氨基酸（Branched-Chain Amino Acids, BCAA）包括白氨酸（Leucine）、異白氨酸（Isoleucine）、纈氨酸（Valine）。這三種氨基酸是要讓肌肉有力氣和長大的重要原料，但是如果吃甜食，會使胰島素迅速增加，如此會使這三種支鏈氨基酸在肌肉中的濃度與利用程度快速降低五〇％至六〇％。於是，喜歡吃甜食的年輕人，吃了甜食心情會不錯，但是身上的肌肉卻容易發育不良，很多人皮包骨沒什麼肉，就是這個道理。

所以，要徹底根治經前症候群、血糖不穩引起的情緒不穩、季節性的憂鬱症、以及瘦弱的人想長肌肉，我不建議用吃甜食的方法來快速滿足，而是必須平時注意蛋白質的攝取，不論是三餐或零食，都要有一定比例的蛋白質（約二〇％至三〇％），這才是最健康的方法。

健康第五招：新鮮蔬果餐餐不能少

「多吃青菜才會快快長大」、「多吃青菜對身體很健康喔！」這些話想必大家都很熟悉，是為人父母者從小叮嚀兒女的口頭禪。以我自己為例，雖然從小就知道多吃蔬菜對身體有益，但總是不大愛吃，直到十年前開始徹底了解蔬果如何對健康有益的生理生化原理以後，才開始大量地吃。結果，十年下來居然體質漸漸轉變，變得比二十年前還健康。我大量吃菜的另一個原因，是因為自己種菜之後，無意間發現有機種植的蔬菜與噴灑除蟲劑種植出來的蔬菜，味道相差很多，也了解到為何小時候那麼討厭蔬菜的味道，因為那些怪味都是化肥與農藥造成的。如果是有機栽培的蔬菜，味道很甘甜，有天然的香味，而且身體疲倦或不舒服時，吃下自己種的菜會變得很有活力，不容易生病。所以，我常常鼓勵大家多吃有機蔬菜，是發自肺腑之言，因為我自己有深刻的體會。

我認為，理想的飲食大概有一半需要是新鮮的蔬菜與水果。為什麼呢？理由有三：

第一，蔬果中含有大量的纖維。纖維是腸胃道蠕動的重要刺激物，也是形成糞便的重要物質。纖維分為可溶性與不可溶性，可溶性纖維會抓住體內過多的油脂與毒素，形成糞便後，排出體外。而不可溶性纖維更會刺激腸胃蠕動，促進排便。正常人大便一天可以二到三次，至少也要有一次才算健康。現代人蔬果吃得少，幾天沒大便是很常見的事。要改善便秘的問題，其實很簡單，只要吃大量的新鮮蔬果或補充膳食纖維、喝足夠的水、身心放輕鬆，效果一定立竿見影。只有少數人屬於中醫說的「心氣虛」，需要用天然藥物或身心運動強化心臟的力量，促進腸道蠕動。

第二，蔬果中含有大量酵素。如蛋白質分解酵素、澱粉分解酵素等。酵素會幫助人體分解食物，甚至空腹時吃，還會到血液裡去分解一些黏稠物質，像木瓜酵素和鳳梨酵素都具有這種功能。愛吃肉的人，血液裡會產生黏稠物質，無法代謝掉，使血流變慢，紅血球沾黏，形成慢性缺氧與酸性體質，體力與精神會變差，容易疲倦，間接影響工作或讀書效率。很多人只要靠多吃新鮮蔬菜水果或補充酵素即可改善。

第三，蔬果中含有很多的營養素。包括澱粉、蛋白質與脂肪這些巨量營養素，以及各種礦物質、維生素、抗氧化劑等微量營養素。最重要的是還有很多植物營養素。包括生物類黃酮、大豆異黃酮、皂素、植物固醇……。每一種營養素都有其獨特的特色與功能。有關植物營養素詳細的資料，請參考附錄五「神奇的植物營養素」。

健康第六招：戒除要命的「糖癮」

糖是世界上用得最廣泛的合法毒藥，因為它在大腦裡面成癮的途徑，跟咖啡因、菸、酒、毒品的成分有幾分類似。要如何界定對這個東西是否成癮？它算不算是毒藥？有幾個特點可供檢視。

糖是「合法的毒藥」

一，會越吃口味越重。如果你吃得越多越純越重，越覺得快活的話，就表示已經上癮了。一旦上了癮，只有越吃越重的份，例如嗜甜者會越吃越甜，不吃的話還會覺得不舒服、不快樂，嚴重的，一些「戒毒反應」就會出現，例如頭痛、疲倦、發抖、焦慮、不安、憂鬱……。如此惡性循環，對身體將造成不良的影響。而且越精製的糖越容易讓人上癮。像海洛因、嗎啡，成分越純，價格越高越貴，因為越純吃下去越 High 越過癮，糖的情況也是如此。所以通常吃糖吃習慣的多是白糖，一般市售飲料加的也都是白糖，因為白糖精純、無雜味。

二，給一些阻斷鴉片接受器之類的藥劑時，也會有類似戒毒的反應。這是要在確定已經上癮的時候才使用。當然，糖的成分不像毒品那麼重，可以靠自己的力量慢慢扭轉過來。美國大學曾以老鼠做實驗，每天給老鼠喝二五％的糖水，經過一個月的時間，便發現老鼠統統上癮，而且已經要吃到兩倍的量，更糟糕的是，其他食物都不吃了。這個現象就和現在的年輕孩子們一樣，正餐不吃，甜品、點心、零食倒是吃了一大堆，連最健康的飲料——水——也被汽水、可樂所替代。這些年輕人很多都長得相當瘦弱，病懨懨的沒什麼精神，整天沒吃什麼東西卻缺乏食慾。糖有一定的熱量，所以不會餓，但它沒有養分，所以身體會日漸消瘦，而且精神不濟。這是從老鼠的實驗中，就能清楚看到的結果。

糖會影響維他命C功能

糖的分子結構和維他命C很接近，吃太多的時候，會在體內和維他命C形成競爭的局勢，進而影響到身體使用維他命C的功能，使抵抗力變差、身體容易發炎。相反的糖吃得越少，體內的維他命C就越容易發揮作用。

大多數的動物都能自行將葡萄糖轉換成維他命C來使用，只有少數動物（例如人類）無法自行製造維他命C，所以獅子、老虎都可以不吃蔬菜過一生，而人類則一定得從植物中（水果、蔬菜）攝取而來。所以我們一定要多吃蔬菜水果，並盡可能降低其他糖類的攝取。

我的老師亞倫蓋比醫師（Alan R. Gaby, MD）是全美國最權威的營養醫學專家，他做過一個臨床上的實驗，很值得大家深思。他曾要求病人把糖、甜食、咖啡、食品添加物，以及其他一些刺激性的飲料，完全禁食一個月。之後的結果，竟有高達七五％病人的症狀都有明顯的減緩。不搭配任何藥物或治療方式，只是不吃跟糖有關的東西而已，就有如此巨大的改善，由此可看出，甜食對健康真的有莫大的影響。

問題代糖阿斯巴甜

波斯灣戰爭時期，美國駐守在當地的大兵，因不耐天氣酷熱，都拼命喝可樂，可樂裡加的就是阿斯巴甜。後來這些美國大兵們便陸續出現頭暈、疲倦、口渴、顫抖、視網膜受損、視野縮小、視力模糊等等問題，是當時著名的「波斯灣戰爭症候群」。後來發現，原因出在喝了廠商提供的免費汽水所致，而且是加了阿斯巴甜的無糖汽水。而阿斯巴甜這種代糖只要超過攝氏八十六度，就會釋放出甲醇，吃了容易導致視力受損。廠商整箱整箱運往波灣的免費飲料，就擺放在戶外，想想看，在沙漠地帶經過烈日曝曬，溫度一定超過八十六度，喝了等於中毒。這是如假包換的真實案例。

人工代糖共有十種，目前台灣看得到的大約有三種，最常見的就是糖精（Saccharin）和阿斯巴甜（Aspartame）。兩者都是相當糟糕的代糖。糖精容易致癌，阿斯巴甜容易產生腦部功能障礙。

阿斯巴甜是目前全世界人工代糖中賣得最好的一種，它會隱藏在很多食品裡面，在美國每年有幾十億美元的銷售額。阿斯巴甜是兩種氨基酸（天門冬氨酸與苯丙氨酸）的合成物，比糖還要甜兩百倍。氨基酸是人體所需的成分沒錯，但是當它把兩種氨基酸結合在一起的時候，就出問題了，不但會打亂體內脆弱的氨基酸平衡狀態，尤其對腦部會產生諸多負面的影響，例如血清素不穩定，造成行為、情緒改變，憂鬱、疲倦、易怒、失眠、視覺問題、聽力減退、口齒不清、耳鳴、暈眩、失憶……等。

黑糖與白糖哪個比較好？

基本上，吃糖就是不好，但如果對糖真的無法斷絕、一定非吃不可的話，那麼請記住一個重點：越精製的糖越不好，越粗糙的糖越好。以黑糖與白糖為例，二者的差別在於黑糖裡有很多雜質，這些雜質都是好的、具有營養價值的成分，白糖則否。

為什麼早餐店的豆漿都加白糖不加黑糖？原因不是價格便宜與否，而是因為黑糖中的礦物質，只要與豆漿中的蛋白質一結合，就會產生沉澱或凝固狀態，賣相不佳，口感也不對。當然我們現在知道了，會產生沉澱是因為黑糖裡含有雜質，而這些雜質正是礦物質、維生素、植物營養素等等非常好的成分，一旦做成白糖，這些好的成分就都被精製掉、去除掉了。這樣的白糖加在豆漿裡，會完全融化，不會產生沉澱或凝結，口感也較平滑順口。所以，如果可以忍受豆腥味的話，不妨喝無糖豆漿，若實在受不了，糖只要加一點，有點淡淡的甜味即可。

「升糖指數」與「升糖負擔」

我們常覺得吃「All You Can Eat」好像很容易變胖，不太健康，但是美國波士頓兒童醫院曾經在二〇〇三年做過一項試驗，針對青少年減肥成果做的研究。實驗方式是將一樣肥胖的青少年分成兩組，一組給他們吃All You Can Eat，食物內容包括蔬菜、水果、豆類、全麥、糙米、高油脂，而且盡量使用低升糖指數的食物。第二組小朋友吃的則是低卡路里、低脂肪、高精緻澱粉、限制總熱量的傳統減肥餐。然而，實驗結果卻令人大感驚奇，第一組小朋友的減肥效果竟遠大於第二組。

這個結果告訴我們，飲食的總熱量不是最重要的，重要的是吃了什麼東西。如果要減肥，限制高升糖指數比限制總熱量攝取更有效。「升糖指數」（Glycemic Index, GI）這一個名詞，是在一九八一年，由多倫多大學大衛簡金斯（David Jenkins）醫師所提出來的。他發現有些食物吃下去之後，其中的澱粉很容易就被身體吸收，轉換為葡萄糖，進入血液中，造成血糖升高，這時胰臟就必須立刻分泌胰島素，把血糖壓下來，有些食物則比較不會。比如白麵包和黃豆的「升糖指數」差異就很大。糖的升糖指數訂為一〇〇，黃豆約一五。所以升糖指數越低，表示血糖穩定的效果越好。這就是為何吃黃豆製品不容易升高血糖，也不容易胖的原因。

一九九七年，哈佛大學又提出了「升糖負擔」（Glycemic Load, GL）的觀念，這是一個更精確的概念。因為像甜甜圈與西瓜的升糖指數（GI）雖然都非常高，分別為七六與

高升糖指數食物（70 以上）

食物	升糖指數	升糖負擔	食物	升糖指數	升糖負擔
泰國香米	109	46	玉米片	81	21
麥芽糖	105	--	荔枝	79	16
大棗乾	103	42	泡麵	77	19
葡萄糖	100	10	薯條	76	22
葡萄糖＋花旗參 3g	78	8	五穀雜糧	76	--
糯米	98	31	甜甜圈	76	17
馬鈴薯（煮）	88	16	南瓜	75	3
馬鈴薯（烤）	85	26	運動飲料	74	13
麵條	85	--	貝果（硬麵包圈）	72	25
餅乾	85	10-18	西瓜	72	4
披薩	80	22	白米飯	72	36

中升糖指數食物（56-69）

食物	升糖指數	升糖負擔	食物	升糖指數	升糖負擔
黑麥麵包	69	--	烏龍麵	62	30
砂糖	68	7	米粉	61	23
哈密瓜	65	--	玉米	60	20
葡萄乾	64	28	木瓜	59	10
可口可樂	63	16	鳳梨	59	7

低升糖指數食物（0-55）

食物	升糖指數	升糖負擔	食物	升糖指數	升糖負擔
蜂蜜	55	10	牛奶	40	3
芋頭	55	4	草莓	40	1
香蕉（熟）	50-70	13-16	蕃茄	38	4
香蕉（生）	30	6	蘋果	38	6
全麥麵包	55	12	熟番薯	37	13
糙米飯	55	18	冬粉	33	16
奇異果	53	6	綠豆	31	5
純柳橙汁（無糖）	53	12	雞蛋	30	--
芒果	51	8	扁豆	30	5
蕎麥麵包（50%蕎麥）	47	10	白腎豆	28	7
麻薯	48	32	香腸	28	1
香吉士柳橙	48	5	葡萄柚	25	3
胡蘿蔔（熟）	47	3	純優格（無糖）	23	3
胡蘿蔔（生）	16	1	果糖	23	2
葡萄	46	8	腰果	22	3
白麵包加醋	45	7	花生	18	1
豆漿（無糖）	44	8	蘑菇	15	--
義大利麵（煮 15 分鐘）	44	21	海藻類	15 以下	--
義大利麵（煮 5 分鐘）	38	18	葉菜類蔬菜	15 以下	--
水梨	44	5	黃豆	14	1
眉豆	42	13	木糖醇	8	1

七二，但吃到肚子裡的反應卻完全不同。甜甜圈吃下去後，會有疲倦、血糖不穩的情形產生，但西瓜就不會。為什麼？其實就是因為二者升糖負擔的指數不同之故。西瓜裡的糖雖然很快就可被身體吸收，但其中所含的糖分不多，而相反的，甜甜圈的澱粉密度與含量非常高，所以甜甜圈的升糖負擔（GL）是一七，而西瓜才只有四。一般而言，升糖指數（GI）在五〇以下的，升糖負擔（GL）在一〇以下的，就是很好的穩定血糖的食物。

簡單來說，升糖指數（GI）看的是食物的「質」，升糖負擔（GL）看的是食物的「量」。兩個數值都很重要，不可偏廢，我建議同一種食物，要同時參考兩種數字比較精確。

前二頁的表乃根據升糖指數高低排列。讀者須同時參考食物的升糖負擔，因為它更精確表達出一份食物的糖分密度。例如白米飯與西瓜升糖指數同為七〇左右，但升糖負擔卻差距極大，因為西瓜主要成份為水分，糖分的密度遠較白米飯為低。

總之，低升糖負擔為〇－一〇，中升糖負擔為一一－二〇，高升糖負擔為二一以上。糖尿病患的飲食應以低升糖指數食物（〇－五五）為主，少吃中升糖指數食物（五六－六九）、盡量避免吃到高升糖指數食物（七〇以上）。

優質天然代糖——甜菊

很多人會說，我知道吃糖不好，但就是無法不吃啊！如果真的非吃不可的話，就選黑糖吧！黑糖是從甘蔗或甜菜裡萃取出來、尚未精製的糖，黑黑的顏色就是它的雜質，很有營養，也是制衡糖分子壞處的保護天使（Guard Angels）。

另外，除了黑糖之外，前陣子電視上廣告打得很兇的木糖醇（Xylitol）「賽駱駝」，也是不錯的代糖。它是一種醇，不是糖，甜度約與白糖相仿。木糖醇只有一個小小的缺點，就是吃多了會有點腹瀉，除此之外還不錯。

最優質的天然代糖，當然非甜菊（Stevia）莫屬。它是從甜菊這種植物的葉子裡提煉出來的糖，甜度是白糖的二百倍，而且品質優良，有穩定血糖的作用。所以糖尿病人非常適合吃甜菊做成的糖，不但可以滿足病人吃糖的慾望，還能控制糖尿病。甜菊還具有抗病毒的效用，是非常特別而且有趣的特性。吃白糖會降低身體的免疫系統，使白血球吞噬細菌的能力降低五〇％，但是吃甜菊不但有甜味，還能穩定血糖，甚至還有抗病毒的效果，實在太奇妙了！總之，由甜菊做成的代糖，目前在台灣雖然尚未形成風潮，卻是我最推薦的優質天然代糖。

健康第七招：盡量選用有機食物

美國農業局在五十年以前，就開始進行蔬菜的礦物質定期抽驗。做法是把蔬菜燒成灰，看其中的礦物質含量有多少，再公布結果。活動持續了幾十年，抽驗的結果是每年的礦物質含量越來越少，少到後來，主辦單位覺得已經沒有再做這個檢測的必要，最後不了了之。

美國是個現代化的國家，連農業也是大規模的栽種。許多農田或菜園，動輒數百英畝，遠遠望去一望無際。我在美國開高速公路時，常常看到規模龐大的噴水系統，頗為壯觀。化肥與農藥的噴灑，是靠開飛機，而不是靠人力。聽說，小鳥都不會飛過這些農田，因為不只蔬菜上面沒有蟲可以吃，連土裡也沒有蟲，因為都被殺蟲劑殺光光了。可想而知，這些土壤與傳統有蚯蚓的土壤大不相同，不再是黑黑、鬆鬆、濕濕的有機土，而是乾硬、沒有生命的土，完全靠化肥在硬撐，所以種出來的菜，營養已大不相同。

因此，有機農業在有健康意識的農夫與消費者的推廣之下，蓬勃發展，時至今日，在我住的華盛頓州，可以在任何大型超市買到有機蔬菜，而且，有幾個規模龐大的有機超市，面積差不多是台灣頂好超市的三四倍，生意好得不得了，常要大排長龍。在這些美國的超市裡，買有機食物讓人很放心，因為幾乎不可能買到仿冒品或有添加農藥，一方面是美國人很守法，一方面是被認證成為有機農業的過程非常艱辛，萬一被抓到違規，處罰會非常嚴重，得不償失，所以很少農夫會以身試法。

在台灣，雖然政府管理不夠完善，但是有機農業與有機食物的健康概念，已開始進入人們的生活之中，近幾年更是發展迅速。希望不久之後，能更大量普及，那麼，對全民健康將大大有幫助。

為什麼要吃有機食物？

理由一：為了健康

一、一般蔬菜中的礦物質含量，僅佔有機蔬菜礦物質含量的二分之一或三分之二。

二、每年全球有三百萬件殺蟲劑急性中毒事件的發生。

三、全世界有一百七十種殺蟲劑，吃了會引起癌症、過敏或自體免疫相關的疾病。

四、殺蟲劑是使男性精蟲數目每年減少一％的重要因素，也是造成男性不孕的元凶之一。

五、化學氮肥約有三分之二未被農作物吸收，反而溶入土壤和流入水中，引起毀滅性的影響。

六、某些殺蟲劑在土壤中可存留數十年之久，並隨之進入食物鏈中。所謂的食物鏈，就是環境毒素被動植物吸收，不斷累積，成分越來越濃縮。譬如水中浮游生物吃到毒素，蝦子吃浮游生物，小魚吃蝦子，大魚吃小魚，人又吃大魚。由於這些毒素在動物體內排不出去，會在脂肪組織裡囤積起來，所以循環到人體的時候，已是高濃度的毒素，例如ＤＤＴ、戴奧辛、多氯聯苯即是。一九三九年瑞士科學家保羅米勒（Paul Muller）因為發明ＤＤＴ而得到一九四八年諾貝爾獎，二次世界大戰後，在美國、台灣都大規模使用ＤＤＴ來殺蟲，它廣泛殘留於土壤與食物鏈內，造成了後來很多胎兒畸型和一些奇奇怪怪的病。

七、英國每年噴灑兩萬四千公噸的殺蟲劑，每年花一億五千萬美元清除飲用水中的殺蟲劑。這個數據既矛盾又諷刺，每年要噴那麼多農藥，又要花那麼多經費去除農藥，真是莫名奇妙，乾脆一開始就把錢省下來，投入到生物防治法裡不是兩全其美嗎？英國的情況如此，一些開發中國家的情況則更為嚴重，例如墨西哥與中國大陸。

理由二：為了環保

以下，我們將現代化農業與有機農業做個比較。

現代化農業：

一、以產量與獲利為導向。

二、使用殺蟲劑、農藥、化學肥料或基因改造，以達到產量與獲利的目的。

三、造成河流與海洋的污染，並且破壞土壤，引起土質流失與生態災難。因為人工化肥與農藥會殺死土壤中的細菌，養分流失了，卻留下許多化學成分，使土壤變得硬梆梆的沒有生命。現在的美國，每生產一磅的作物，就有六磅的土壤遭到風化、流失與破壞。中國大陸的情況更嚴重，每生產一磅作物，則有約八磅的土壤遭到毀損。在墨西哥，可耕種面積只剩九％，土壤的流失也越來越快速而且嚴重。

四、對牲畜採取高密度飼養，像雞、豬、牛等，都是在小範圍的空間，飼養過量、超量的牲畜。據統計，平均每隻雞的飼養空間只有一張A4紙的大小。等於動物從出生到死亡，都只能在如此侷促狹小的空間活動，恐懼不安的情緒會促使牠們分泌出不好的成分，人吃了多少會有不良影響，也難怪禽流感、SARS等傳染病會那麼多。飼料中還含有很多污染物、基因改造物、牛骨粉等等，其中的牛骨粉還是造成狂牛症的主因。

有機農業：

一、以健康、環保為導向。
二、使用生物防治法與有機肥，並維持生物的多樣化。
三、可保護土壤，使其達到生生不息、永續經營與節約能源的目的。因為正常的土壤若是施行有機栽培，土壤裡的有機腐質和益蟲就會很多，例如蚯蚓就是益蟲之一。它會吃腐爛的葉子，然後再排泄出來，所以蚯蚓的糞便是很肥很好的東西。蚯蚓在土壤中鑽來鑽去，還會有鬆土翻土的功能，會讓土壤變得又鬆又軟又肥又保濕。
四、有機農業多以生物防治法為主，不需啟用大型機具，自然不需耗費石油，也達到節約能源的目的。

五、有機畜牧業的畜養方式是無抗生素、生長激素、雌激素與殺蟲劑。飼料中含有的是天然的、有機的青草與非基因改造作物，提供大片的開放的空間，讓牛群、豬、雞皆可在無壓力的環境下，自在悠閒的吃草、進食，像是放山雞、土雞。這樣的豬、雞，運動量也較大，不易得傳染病，肉質也比較緊密結實，口感佳、有嚼勁，肉裡的好油含量也較多，營養也比較均衡。

理由三：為了經濟

有機農業是永續經營的產業，不但能協助小型或個人的農業蓬勃發展，長久來看，生態保育與環境保護的持續改善，更有助於整體國家社會的經濟成長與進步。

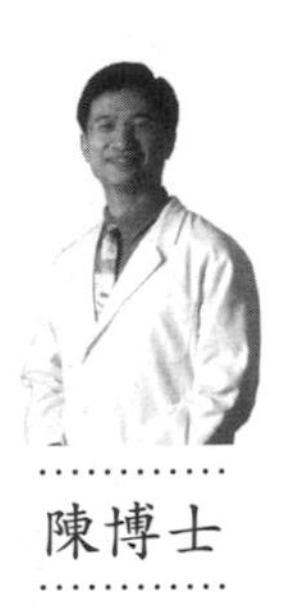

陳博士聊天室

現代化農業對地球的傷害

美國的現代化農田多是一望無際，幾十公頃都種同一種作物，而且好幾十年沒有休耕，土壤裡幾乎已無養分。但因施用化學肥料，所以農作物外表仍然很漂亮，甚至更大更綠，但應該具備的微量元素或其他植物營養素卻早已大不如前。

所以現代化農業栽種的方式，其實正不斷地對土壤進行破壞，而且是永久性的將土質摧毀。除了營養成分流失，更大的問題在於農藥、殺蟲劑與化肥的使用所帶來的危害。這些原本就不屬於土壤的東西，卻因為一次又一次的使用，日積月累的使農藥殘留在土壤中，而化肥因含有重金屬，也會破壞整個生態的平衡，使土壤中該有的礦物質越來越少，不該有的汞、砷、鎘卻越來越多。正常的土壤應該是越種越鬆動，越種越肥沃才對，但是現代化的耕種方式，因為添加了太多的化肥和農藥，使得土壤越來越硬，越來越貧瘠。

若是原始天然的耕種方式，休耕時改種些豆科植物，把空氣中的氮利用生化反應，捕捉到植物裡面，等植物成熟時，直接放任在原地枯萎、原地腐爛，讓養分滲入土中。這是一種「養土」的做法，也是有機栽培的做法，但是因為太花時間與精神，農夫多半不願這麼做，而採直接補充氮、磷等化肥的做法。

要形成一英吋的土壤，必須花上五百年的時間，但目前全球卻正以每年損失七百五十億噸土壤的速度在流失當中。換算成更小的單位，等於全世界每人每年都在流失十三噸的土壤。這是全球性的巨大災難。很多人懷疑用有機方式栽培的作物，是不是無法供應全球的人口？其實正好相反。現代化的種植方式是在損毀土壤，種出來的植物不但容易生病，養分也不足，而有機方式栽培出來的作物，不但營養成分高，土壤也會越種越肥，越來越多，更不會有土壤貧瘠或毀損的問題。所以現代化種植不是永續經營，如果以長時間幾十年的產量來看，它的產量反而比有機種植還少。有機種植才能使地球生生不息，永久運作。

地球只有一個，至今為止，我們還沒有在宇宙中發現另一個適合人類生存的星球。如果我們繼續抱持「享受今天、預支明天」的態度對待養育我們的大地，就是在無止境地、貪婪地剝奪後代子孫的財產。

什麼才是真正的有機農業？

美國農業局（USDA）在二〇〇二年十月二十一日，頒布了對有機食品認證的標準與定義：生產與加工過程中沒有使用化學農藥、化學肥料或污泥堆肥，不採用生物科技產品，不使用游離輻射線殺菌處理的農業，就是有機農業。這是最簡單的定義，也是最原始的版本。而根據「美國國家有機準則」的定義，內容就詳細許多，包括：

一，不得使用化學肥料、殺蟲劑、抗生素、荷爾蒙、下水道污泥。禁用時間從認證前三年開始算起，頒發認證之後也絕不允許使用。

二，不得使用基因改造種子或任何物種（Genetically Modified Organisms）。例如餵給牛、雞吃的玉米如果是基因工程改造過的，就不符合有機作物的標準。

三，不得使用輻射保鮮技術（Radiation）。不得使用鈷六十等放射線元素照射水果、蔬菜、乾貨……等等農作物。

四，農作物必須適當輪種，以破壞害蟲與疾病的周期，並補充土壤養分的流失。破壞害蟲周期的意思是說，害蟲由卵到成蟲，會有一個循環周期，所以，如果蝴蝶今年秋天產卵，那麼明年春天就會孵化成幼蟲，有其周期性，如此不斷繁殖、生生不息。如果施行輪種，把今年的作物燒掉或分解掉，明年不再種植，換一種蝴蝶幼蟲不喜歡吃的作物來種植，這整個病蟲害的周期就會被破壞掉。輪種也可讓土壤的養分，再度從空氣或河水裡得到補充。每種農作物吸收的養分不大一樣，如果長期種同一種作物，土壤無法休養生息，就會變得極度貧乏。即使是有機栽種也可能如此，但實施輪種，則可休耕，讓土壤獲得適時的補充。

五，使用有機糞肥或堆肥。施肥的作物會長得比較漂亮，所以可以適度使用一些天然的馬糞、牛糞或樹葉堆肥。

六，豬牛羊雞鴨等動物飼養應採取戶外牧養的方式，而不是終其一生關在狹隘的空間裡。

七，動物不准使用抗生素與荷爾蒙。

八，動物飼料或牧草必須一〇〇％是有機來源。

九，有機食品的製造過程要避免人工物質（非有機）的污染。

十，所有的種植、餵養或製造過程，必須有詳細紀錄以備查驗。

認識有機食物的認證

對於有機食物的認證，美國農業局有很嚴格的規範，必須經過三年的觀察期，三年內都沒有任何問題，才會頒發證書（二〇〇二前民間認證單位要求更嚴，要五年）。事後若發現有不法的行為，就會被取消資格，所有之前的心血都會白費。所以只要是經由美國USDA單位認證的產品，相當值得信賴，可以放心使用。

美國以前也都是由民間團體從事認證的工作，至少有五十個私人機構和州政府單位有自己的準則與定義，直到二〇〇二年才由聯邦政府接手統一認證事宜，頒布了「美國國家有機準則」（National Organic Standards）。不僅美國，世界各先進國家也都陸續由國家接手認證的工作，出面整合，並負起監督的責任。

反觀台灣現況，像這類攸關整體環境與全民健康的重要議題，反而遭到忽略。目前台灣至少有七、八個民間認證單位，政府對於這些單位，充其量只是做到「輔導」與「審查」的工作。已審查通過的包括「財團法人國際美育自然生態基金會」（MOA）、「財團法人慈心有機農業生產協會」（TOAF）與「台灣省有機農業生產協會」（TOPA）。另外，「台灣寶島有機農業發展協會」（FOA）則尚處於輔導階段。由於經費有限，民間認證單位的驗證員大多是義工，不需要執照，所以驗證制度受到很多農民的質疑。加上要繳交會費，使得推廣上有些阻力。

這些單位會核發「認證標章」給通過認證的農產品，使民眾辨認，但是有些抄捷徑的農民乾脆直接仿冒標章，掛在施打農藥的一般農產品上。針對這種現象，由於政府目前並無一套明確的罰則，只有「有機農產品管理作業要點」的行政命令，所以，在公權力不彰的情況之下，萬一被抓到，罰款也不重，使仿冒者有恃無恐，前仆後繼。這種情況，不但嚴重波及誠實種菜的有機農民，更讓一般民眾心生疑慮，想買有機卻又怕買到仿冒品。所以台灣的有機農產品的管理，還有很大的改善空間，政府需要努力的地方還很多。

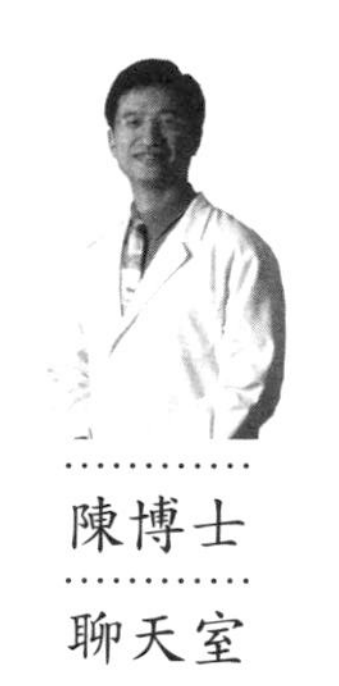

陳博士聊天室

為何會出現假有機食物？

台灣現有的有機食物包括有機米、有機蔬果，但尚無有機畜禽產品（有機鮮乳、有機豬肉、有機牛肉、有機雞肉、有機蛋）或有機水產品（有機魚、有機蝦）。因為水產品比農產品還要來得更麻煩、更高標準的關係。全台灣目前有八百多個有機商品販售點，但因假有機食品實在太多了，而令消費者望而卻步。

為什麼會出現假有機？可以大致歸納出三點理由。

一，極少數農友的蓄意欺瞞。為了讓蔬菜長得好一點，雖然標榜有機，卻還是添加了農藥的成分。還有的是買認證標籤，自行貼在一般方式栽種的農產品上面，以有機食品的價格販售。這都是作弊、欺騙的行為。雖然只是個案，但一粒屎壞了一鍋粥，少數的害群之馬就會帶來無比的殺傷力。

二，農友不慎使用了來歷不明的材料。例如所謂的有機肥也許不全然有機，可能已經添加了氮肥之類的東西。全台灣有三百七十四種農藥，其中有一百多種是會自然分解的，所以這一百多種農藥，政府就不把它當做農藥了。這當中仍有模糊地帶與爭議存在。

三，內在或外在的干擾。有些蔬菜的某些天然成分（例如十字花科植物含硫醣苷），用某些檢測方法會呈現與殺蟲劑類似的顏色反應，使人誤以為有農藥殘留。這是人為技術的問題，可以經由交叉檢測排除問題，例如用高效液相層析儀（HPLC）重新再測一次，不能草率地一次定生死。二○○四年消基會曾因一件類似訴訟案件，最後的判決為敗訴，就是因為沒做到雙重檢測的緣故。

有機食物比較貴嗎？

有機食品目前在市面上的售價約為傳統食品的二至三倍，乍看之下，好像比較貴，但是如果進一步了解，你會發現有機食物並不貴。為什麼呢？

一、有機農作物不用化學肥料或生長激素，生長速度較慢，產量較少。

二、有機農作物不用除草劑，需要人工除草，人力比較貴。

三、不用殺蟲劑，所以有部分作物會被蟲子吃掉，減少收成。有些蔬菜使用網室栽培，前置性的投資較多。利用生物防治法養益蟲也會有些開銷。

四、有機作物尚未大量普及，所以成本較高。如果購買的人多，種植規模較大，運送成本也較低，產銷管道較完整，價錢就會越來越便宜，如果購買的人越少，價錢就會越貴，這是一定的道理。

五、有機蔬菜水果長得比較嬌小，但是營養密度卻比塊頭大的一般蔬果高出很多，所以，如果就營養密度而言，有機食物算起來反而比較便宜。

六、有機食物除了營養成分較高，口感也比較好，清脆多汁、內容物紮實，味道十分香甜，沒有因為添加化肥農藥所產生的苦味、化學味、淡味與怪味，所以喜歡美食或注重口感的人，會很喜歡吃有機無毒蔬果。

七、不會吃到危害身體的化肥、農藥與人工激素，所以身體會比較健康，減少往後看病拿藥的開銷。上班工作也比較有體力，增加產值，收入自然提高。綜合一切長遠的開銷來看，其實比較便宜。

八、有抽菸喝酒習慣的人，如果常吃有機蔬果，會促進肝臟排毒，身體會比較清爽，使人自然而然地不喜歡菸、酒的氣味，所以，仔細算算，如果把買菸買酒的錢拿來買有機蔬果，那真是綽綽有餘，省了很多錢，身體也很健康。

所以，有機食物是否比較貴，那是見仁見智的問題。在我看來，有機食物是物超所值。我在美國華盛頓州住了十年，吃蘋果很有心得。我發現有機蘋果不但香甜好吃，而且在盛產期，價錢會與一般蘋果的價錢很接近，這就是產量與售價之間的關係，越多人買，它的售價越低。一般蔬果由於產量大，購買的人多，所以售價較低，例如，糙米比白米少一道加工手續，照理說應該比較便宜，但是售價實際上卻貴很多，就是這個道理。我希望，以後這些現象會慢慢反轉過來。

有機食品哪裡買？

台灣現在很多地方都買得到有機商品，例如有機食品專買店（棉花田、里仁、無毒的家、綠色小鎮、聖德科斯、柑仔店、活力谷、蕃薯藤生機餐飲、綠葉方舟、正直村、天然成、樸園、耘心園、蔬香園、新鮮田野……等等）、超市（微風廣場、大葉高島屋、新光三越、遠東百貨、頂好超市、松青超市、善美的超市、農產運銷所屬超市等等）、主婦聯盟、國際自然美育基金會（ＭＯＡ）附屬的瑞泉機構……等等。甚至連台塑、永豐餘也陸續投入有機生產的行列。制度較為完善的，至少有五百家以上，並且陸續在成長中。比起十年前的慘澹經營，目前有機食品的販售已漸漸被民眾接受，逐漸進入轉虧為盈的階段。希望有機店面越開越多，形成風氣，讓更多人受惠。

如果還是買不到，或者嫌價格太貴買不起，當然也有折衷的辦法：

一、自己種。除了可以吃到最完整健康的蔬菜之外，還可以藉機運動，培養與大自然花草植物親近的關係，人的自律神經會比較平衡，心情會比較愉悅。有頂樓、庭院的可闢個小型農場，沒有頂樓或庭院的也沒關係，只要有前後陽台或一小方的窗台，就可以種了。地方大的可以搭瓜棚、葡萄架、種大型蔬菜、果樹。地方小的可以種些小型的或盆栽類的蔬菜，例如番薯葉、空心菜、小白菜、九層塔、青椒、番茄、果樹。甚至在室內也可以培養一些豆芽菜，例如綠豆芽、苜蓿芽、黃豆芽。有些社區的中庭幾乎都用來蒔花養草，立意雖佳，但也不妨改變一下，成立個社區公共菜園也很不錯。平時與鄰居沒說過幾句話，藉由社區菜園，可以與鄰居見面聊天，聯絡感情。甚至分種不同種類的蔬菜，彼此交換，也蠻有樂趣的。在住家附近種菜，要注意周圍環境與該地的土質歷史，如果該地面曾經有蓋過工廠，或附近有水源或空氣污染，或是在大馬路旁邊，則應避免。

二、削皮。除了蘋果、梨子這類本來就有皮可削的水果一定要削之外，嚴格一點的，連芭樂、水蜜桃這類水果也要削，因為農藥最容易殘留的部位就是果皮。但要記得削下來的果皮不要拿去做堆肥，免得讓農藥又再度回到土壤之中。

三、多吃根莖類蔬果。紅蘿蔔、馬鈴薯、地瓜、芋頭……，這些東西長在地下，通常不會噴灑農藥，但是使用化肥仍是很普遍。

四、多吃物美價廉的番薯葉或當地當季盛產之蔬果。

五、第一泡茶先倒掉不喝，因為茶葉上如果有農藥，第一泡可以把它溶解出來。

六、用臭氧機洗蔬果。

七、用刷子仔細刷洗蔬果的表皮與細縫。

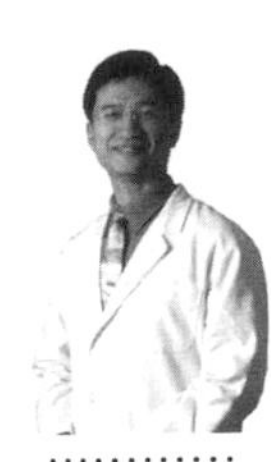

陳博士聊天室

農藥殘留量最高的蔬果

美國的消費者報導雜誌（Consumer Report）在一九九九年對全美兩萬七千種蔬果樣品做農藥檢測，發現大部分蔬果的農藥殘留都過高。農藥排行榜的第一名是水蜜桃（四八四八），第二名是瓜類（一七〇六），第三名是蘋果（五五〇），第四名是水梨（四三五），第五名是菠菜（四三九），接下來依次是芹菜（二二五）、葡萄（二二八）、豌豆（二二二）、墨西哥產的番茄（一五五）、墨西哥產的紅蘿蔔（一三六）、生菜（一二二）。這個排行是根據農藥的殘留量、農藥的毒性強度、以及多少同類的樣品含有農藥這三個指標來做出綜合指數。括號內就是每一種蔬果的得分，如果以一〇〇這個分數表示「值得關切」，你會發現，前幾名的農藥污染程度相當嚴重，數倍甚至數十倍超過臨界點。美國消費者聯盟（Consumers Union）抽查發現，一般蔬果約七五％有農藥殘留。

上述是美國的情況，那麼台灣呢？根據一九九五年行政院農委會檢驗四萬一千二百三十九件農產品的結果，發現農藥殘留不合格率為三．一％。這個數據實在令人困惑，台灣是「農藥王國」，農藥使用密度為日本與韓國的二至三倍，居亞洲之冠，不合格率為何這麼低？在台灣，小白菜的栽種期為十五至二十天，約噴農藥五次。高麗菜的栽種期為七十天，約噴農藥十次。消基會在一九九六年抽樣四十九件蔬菜，有九件是超量或不得殘留的農藥，不合格率為一八%。水果為十件樣品，三件不合格，不合格率為三〇%。瑠公基金會曾發現一個芥藍菜樣品上面含有十種超量農藥。一九九七年農委會公布一半以上不合格農藥屬於禁用的極劇毒農藥。

說實話，台灣農藥的檢測報告令我無所適從，這與檢測的方法、法定標準、嚴謹度有關。每一種農藥的毒性不同，法定的安全劑量不同，農藥的種類也很多，所以，從數字上我實在看不出台灣農藥污染的嚴重性，也不曉得比美國嚴重多少。在我的標準裡，我非常不認同所謂「法定的安全劑量」這個觀念，凡是會殺蟲的化學物質就是對人體有害，日積月累的效果驚人，你沒聽過「滴水穿石」這個成語嗎？所以，我認為農藥與化肥能不碰就盡量不碰，才是正確的作法。人口中有少數人比較敏銳，可以用口腔與腸胃察覺低劑量的農藥殘留，很幸運的，我就是其中一個。根據我兩年來的人體實驗，我發現台灣農藥殘留量比較高的作物是桃子、蓮霧、草莓、葡萄、黃瓜、玉米、小白菜、芥藍菜，在這裡給各位做個參考。很多水果因為有皮，我都會削皮或剝皮後才吃，所以沒什麼機會測到它的農藥殘留量。

每一個農夫的栽種方式不大一樣、農藥使用種類與劑量也不同、農地污染程度不同，所以即使是農藥頗多的小白菜，你也可以買到很少農藥殘留的產品，就看那個農夫是怎麼種的。所以，不要一竿子打翻一船人，要嘛就買信得過的有機蔬菜，要嘛就自己種，要嘛就和菜販多聊聊，要嘛就去參觀農場，要嘛自己感覺感覺（前提是你必須屬於人口三％中的超級敏銳者），要嘛你也可以把蔬果拿去化驗。台灣消保會於二〇〇五年十一月成立「農藥殘留檢驗室」，接受消費者免費蔬果送驗，檢驗時間大約三十分鐘，有需要的人，可電話預約（〇七）三七〇六二二二。

如何辨識有機商品

在台灣，你可以在超市或有機店，甚至菜市場裡買到很多號稱「有機」的農產品，但是仿冒品也很多，消費者必須要有辨別真偽的能力。

首先，在超市賣的農產品，不管是不是有機，有沒有被有機認證，但在產品外包裝上，通常都清楚載明了農場地址與電話，有機農民通常會歡迎消費者參觀他的農場，所以消費者可以打電話去查詢，看能否參觀農場。這是比較謹慎的做法，和農夫多聊聊，進一步了解他的想法和理念，你也會對吃下去的食物比較放心。

第二個辨識方式就是從外表來觀察。有機蔬果通常長得比較嬌小，也比較紮實，像有機青江菜的莖梗部位就沒那麼肥大，而是較小較紮實，顏色也比較綠，吃起來比較清脆。整顆摸起來感覺密度比較高，有時會有蟲孔，當然有些是網室栽培也不一定有蟲孔。有機的水果通常也長得比較小，外表沒那麼漂亮，外表有時會粗糙，但口感的部分就非常明顯，一咬下去就有一股天然的香甜味。一般市售的芭樂、蘋果、紅蘿蔔，吃起來不怎麼甜，而且有股怪味，那就是添加了化肥的關係。這是一種很籠統的辨識法，通常需要買一陣子的菜，做一對一的比照，例如一把化肥青江菜，一把有機青江菜，煮來吃吃看，或是一口普通蘋果，一口有機蘋果，反覆感覺，久而久之才會有心得，偶爾也會出錯，必須搭配其他方式比較可靠。（施用強效有機肥，會使蔬果長得碩大，是前述的例外。）

第三個辨識方式就是讀標籤。消費者對於標籤一定要仔細閱讀，每個字都要了解它的意思，因為標籤上很容易有障眼法。

第四個方式是吃當季當令的蔬果。因為當令的蔬果產量一定最多、價格也最便宜，通常農夫也不會再多花錢噴灑農藥。而且植物裡本來就含有天然的殺蟲劑，自然會分泌一些味道或成分，以排除蟲子的侵襲。所以，當季當地的蔬果長得最好，它所含有的天然殺蟲劑濃度也最高，蟲子也不敢靠近。此外，每回颱風將至，農民因急於搶收作物，甚至昨天才噴農藥今天就搶收，農藥根本還沒消退，這也是一個大問題。

第五個方法只適合人口中的極少數，我估計在台北約三％。這些人天生比較敏銳，可以在吃下微量農藥或其他化學物質的當時以至於十分鐘內，在舌頭、臉頰、咽喉、胃與食道的交接處、十二指腸，或任何其他身體器官，有特殊的感覺，而且食物裡含農藥或化肥或防腐劑，感覺都不大一樣。人口中約二〇％的人，經過排毒與訓練之後，可以慢慢培養這種能力。這些能力不是怪力亂神，是動物的本能，基本上，小貓小狗都有，甚至更加靈敏。這種生物本能，比機器還靈敏。

有機農業需大力推廣

近年來，台灣的黑心商品越來越多，連有機認證標籤也傳出以一張一元的價格出售，這些歪風一定要靠政府的力量來督導，才能發揮制衡的作用。全世界各國的有機農業的發展，是以每年二〇％至三〇％的比例在成長，而一般傳統農業則只有五％的成長率。而且也由原本的民間非營利機構的監督，慢慢成熟發展到由國家來監督，例如美、英、德、日與許多歐洲國家皆如此，但是台灣至今仍由民間單位負責督導的工作。

對於有機農業的推廣，個人、業者與政府三方面都有責任，僅靠一方或二方都無法做好。

政府應負責主導及監督

首先應該做的就是補貼有機農業。鼓勵農民使用有機肥、生物防治法等。所謂的生物防治法，就是用天然的瓢蟲、草蛉、螳螂、椿象這四種昆蟲來吃害蟲的方法。使用這種生物防治法，農作物便不需噴灑農藥，也能達到除蟲害的目的。

再來應鼓勵廚餘回收。有機農業剛開始通常是從一般農家或小型農業做起，經濟與資源皆不足，成本也比較高，但農民既然有心想發展，政府絕不能坐視不管，除了應該鼓勵，更應化無形的支持為實質上的補助。現在有些民間組織或社區整體營造單位都已經在做，但最好的方式，仍應是由政府來做督導的工作。對於有機業者的經費要補助，相對於非有機業者，則應課以較高的稅金，例如把化肥和農藥的稅金課高，拿來補助給有機農業業者。

接下來就是由政府出面，積極辦理有機認證事宜，參考歐、美、日的最高標準，訂出嚴謹的規範，給予獎勵和重罰。尤其對於仿冒者應予以重罰或科以刑責。

最後，政府應保留某些區域，讓好山好水免於工業的污染。目前全台灣只有花東一帶還保留較原始天然的風貌，其他地區幾乎都已遭到破壞。台灣是個地窄人稠的小島，可耕作農地本來就很有限，因此對於環境保護、生態保育方面智識的提升，應該要更加強。

農友應提升知識與技術

業者的部分，應該更努力的去學習這方面的知識與技術，並積極取得認證。目前，不論民間或政府相關機構，都會定期或不定期舉辦有機農業、有機食品的講座活動，甚至安排遠赴國外參觀考察有機農場的行程。這些活動立意良好，但如果沒有農民願意成長、樂於參加、有收入提升的驅動力的話，再多的活動也沒有效果。

消費者應以行動支持

民眾要自我充實，了解有機農業對個人健康與環境保護的重要性。要以實際的行動支持有機業者，無論這位業者是生機店、超市、市場上的菜販、有心的農夫、農會、或是有規模的大農場。有些小本經營的菜販，可能缺乏經費與管道，尚未取得有機認證，但消費者只要多用點心，花點時間和菜販聊聊，甚至到他們的菜園逛逛，通常可以察覺其耕種方式健不健康。如果可靠的話，消費者應該多多購買，以資鼓勵，讓他們能多賺點錢，慢慢地有機會去取得認證。已取得認證的有機蔬果，在很多生機店和超市都可以買到，也有宅配服務，消費者應多多支持。

健康第八招：多吃完整食物，少吃加工食物

我常要求病人多吃完整食物（Whole Foods），少吃加工食物（Proccessed Foods）。什麼是「完整食物」呢？凡是未經加工或精製，尚保持食物完整面貌者，就可稱之為完整食物。所以當我說完整食物時，我並不是指有機食品或生機飲食，而是能吃到最完整營養的食物。完整食物由於未經加工，還保有許多營養成分，因此保存期限較短，容易腐壞或變質，所以通常多在傳統市場販售，或超市靠牆壁的冰櫃裡才找得到。有時我會半開玩笑地告訴家庭主婦，到超市盡量買「靠牆壁站的食物」，因為它們通常是完整食物，比較營養，例如新鮮蔬果、新鮮肉品、新鮮水產等等，都要走到牆壁附近的冰櫃才找得到。

相對於完整食物，凡是經過各種方式加工而成的食物就是加工食物。例如洋芋片、豬肉乾、零食豆乾、水果罐頭、罐頭肉品、肉鬆、香腸、精製油、氫化棕櫚油、醃製食品、不需冷藏的果汁汽水、鋁箔包飲料、麵包、餅乾、泡麵、糖果、蜜餞、口香糖……等等都是。有些加工食品也需要冷藏，也會在冰櫃裡找到，例如魚丸、燕餃、素雞、冷凍饅頭、冷凍包子、冷凍水餃、微波便當。

為什麼要少吃加工食物？

現代食品實在是令人眼花撩亂。幾十年來，食品加工業者，不斷開發更多樣化、更獨特的食品，吸引人的注意力，使人願意掏腰包購買，許多人也因此沉溺在色香味與便利之中，不能自拔。食品加工業的發展，絕大多數並未重視其產品對健康造成的影響，反而賺錢、取悅消費者與便利，才是最重要的三大目標。

當然，並非所有加工食物都不好，只是有很多未知的因素存在，希望大家能注意這個事實。以下是我列舉的一些加工食品少吃為妙的理由：

一、無法辨識食物本身原來的面貌與品質。例如有些香腸是由劣質豬肉做成，這是肉眼所無法辨識的。在美國有句俚語很有意思：「最骯髒的東西有兩個，一是政客，二是香腸。」我沒有親眼看過美國香腸的製造過程，但我詢問過店家，他們老實跟我說都是把賣不出去的豬肉、牛肉、火雞肉拿去消毒加香料做成香腸或熱狗。通常肉類放久後，會變色、變味，眼尖的人都不會去買，但做成加工食品後，消費者就無從辨識了。

二、無法得知是否添加不良化學物質，不清楚其加工方式是否有害健康。

三、不易辨別食品的新鮮度。

四、在加工的過程中，失去許多重要營養素。食品業者為迎合民眾口味，加強食物色香味，會添加過量的鹽、糖、味精、保鮮劑、防腐劑與氧化油脂等等。

從完整食物到加工食物

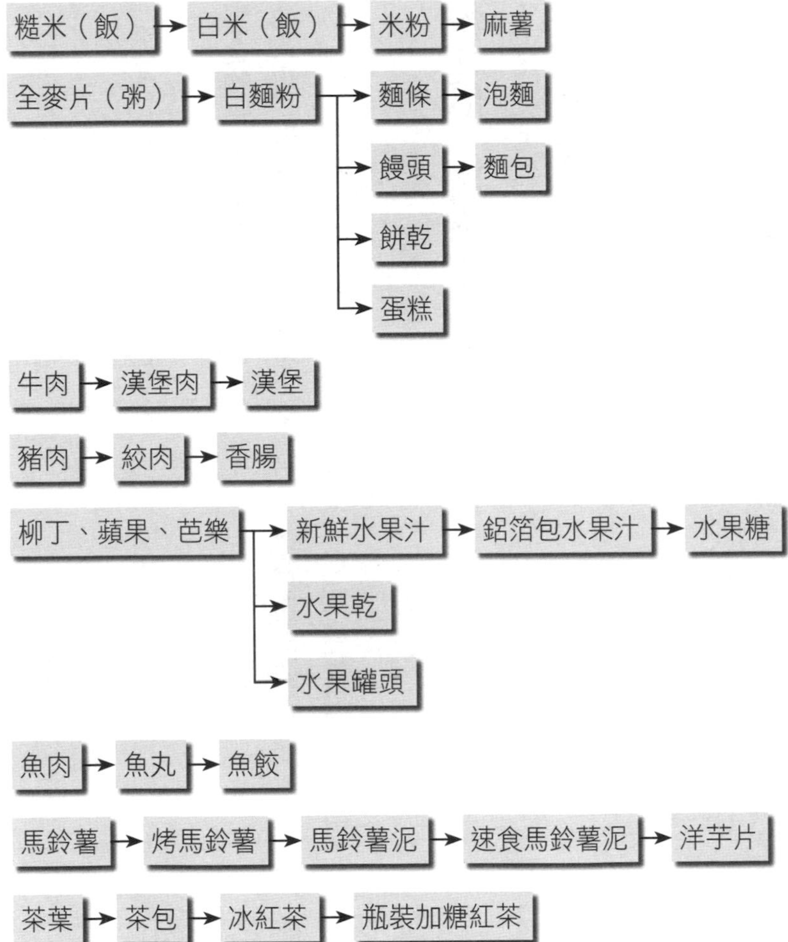
糙米（飯）
白米（飯）
米粉
麻薯
全麥片（粥）
白麵粉
麵條
泡麵
饅頭
麵包
餅乾
蛋糕
牛肉
漢堡肉
漢堡
豬肉
絞肉
香腸
柳丁、蘋果、芭樂
新鮮水果汁
鋁箔包水果汁
水果糖
水果乾
水果罐頭
魚肉
魚丸
魚餃
馬鈴薯
烤馬鈴薯
馬鈴薯泥
速食馬鈴薯泥
洋芋片
茶葉
茶包
冰紅茶
瓶裝加糖紅茶

五、容易吃下含過敏原的食物而不自知。例如有的人對牛奶、雞蛋過敏，雖然平時已經盡量避免喝到牛奶或吃到雞蛋，但卻會不知不覺中從麵包、餅乾、布丁、巧克力、奶茶、包子……等等很多食物中，吃到會讓他過敏的牛奶與雞蛋。尤其有些產品標示不清，甚至標都不標，消費者根本無從得知裡面含有什麼成分。

從「完整食物」到「加工食物」

每種食物，最原始的狀態就是完整食物，隨著加工程度越來越深，它也就越來越趨向加工食物。從前頁我舉的幾個例子你就能看出，越左邊越是完整食物，越右邊越是加工食物。

健康第九招：適時補充維他命

很多人問我，到底什麼時候該補充維他命呢？答案是：身體有需要的時候就應該補充。那麼，如何知道身體何時有需要呢？

了解自己的營養攝取情況

首先，要充分了解自己平常吃的食物養分足不足夠。二〇〇二年，美國醫學會（American Medical Association）表示，美國人的日常飲食內容中，微量營養素的攝取已經不足，因此建議要補充綜合維他命。請注意，這項建議是來自全世界最權威的主流醫學會。主流醫學向來否認服用維他命的好處，而只建議使用人工西藥來改善健康。花了好幾十年，主流醫學終於認識到營養補充的重要性，但是目前還沒有注意到人工維他命與天然維他命的差別。絕大多數西醫開給病人吃的維他命都是人工合成的維他命，但是自然醫學醫師通常喜歡（甚至只用）天然的營養補充品。在我的臨床行醫經驗中，即使使用天然營養補充品也只是暫時的，我希望病人最後都能脫離營養補充品，而以飲食來補足所需的一切營養。

不過現代人離健康實在越來越遠了。現代農業製造出來的食物，微量營養素普遍不足，所以必須攝取有機食物，或補充維他命與有需要的營養品，除此之外沒有第三條路可走，否則健康情況必然逐漸惡化。這是一般正常人的需求，若是病人的話，情況就更迫切了。

每一種維他命都有美國政府頒布的每日建議服用量（RDA或RDI）。例如維他命C的RDA是九十毫克，這是一般健康正常者的使用量。若是生病、過敏、感冒、發炎的人，有額外的需求，一天可能要吃上好幾克。因為維他命C的功用是用來消炎、抗過敏、強化組織，身體在生某些病的時候，需求量就變得很大，如果一直都攝取不足，身體就不容易復原。很多人抵抗力不好，常反覆感冒，有時就是蔬果吃太少，糖吃太多，導致體內維他命C不足。

盡量選用天然維他命

其實身體原本就有自癒的能力，很多疾病產生時，只要找出欠缺的物質，以維他命來補充，不用吃藥，身體也會痊癒。以前的人感冒、生病都很少吃藥，現代人則多數仰賴藥物。感冒要能自行痊癒，身體庫存的養分必須足夠，不夠的話感冒就會拖很久，沒有妥協的餘地。

維他命與藥物一樣，也有天然的與人工的之分。天然維他命即使攝取過量也比較不會有副作用，身體會自行排除，就好像吃太多蔬菜意思一樣。但是人工的維他命就比較會有麻煩。譬如人工的維他命 C 問題不大，但是人工的維他命 A 跟 E 就代誌大條了，甚至有致癌的危險。所以能吃天然的當然最好，若選擇人工的，那就要注意是哪一種維他命、何種型態、劑量多少……等等，保險一點，最好請教學有專精的專家。

我在這裡教大家一個小撇步，如何辨別維他命 E 是不是人工製造的。你可以仔細看看產品標籤，只要看到 **d-alpha tocopherol** 的字樣就是天然的維他命 E。看到 **dl-alpha tocopherol** 就是人工的維他命 E。

一九九七年，國際知名醫學雜誌《刺絡針》（Lancet）曾以白老鼠為對象，進行了一項免疫系統的實驗。發現老鼠吃了維他命 E 以後，竟然得了肺癌。後來才知道吃的是人工的維他命 E。

另外，氧化鋅是完全不為人體所吸收的物質，吃了等於白吃。人體應該攝取的鋅包括葡萄糖酸鋅、氨基酸螯合的鋅等等。鈣的方面，碳酸鈣較不易為人體所吸收，檸檬酸鈣與氨基酸螯合的鈣，是比較好的選擇，這些都可以做為選購維他命產品時的參考之用。當然還要注意有無人工香料、人工色素與防腐劑的添加。

健康第十招：外食也要很健康

生活在緊張忙碌社會的現代人，三餐不定、營養攝取不足，導致許多慢性疾病的產生，已成為普遍的社會問題。尤其對於「三餐老是在外」的外食族而言，想要每天攝取均衡的三餐更不容易。但為了身體健康，多花點心思、用點技巧，外食者還是可以吃得營養又健康。

早餐：慎選優質蛋白質和油脂

一般外食族的早餐都吃什麼？其實差不多就是三明治、麵包、飯糰這些東西。針對這三樣食物，我們不妨來逐一檢視個別的組成分子。三明治的成分中，纖維質佔一點點，澱粉含量稍多，脂肪則是壞的脂肪。麵包裡有糖、澱粉和人造奶油或酥油，吃了也很不健康。至於飯糰，主要問題還是澱粉質太高，即使是較為優質的澱粉，例如胚芽米、糙米或紫米，澱粉所佔比例仍舊太高，不符合比例均衡的標準。

最標準的飲食比例是：將近一半比例的食物內容，應選擇幾乎無熱量的纖維質。另外一大半，根據熱量來計算，則三等份為澱粉、蛋白質和脂肪。這樣看來，等於每一餐都必須吃很多的纖維，也就是蔬果類的東西，澱粉類的攝取反而不重要。

所以如果早餐只吃個飯糰或三明治，營養的攝取完全不足。因為澱粉幾乎佔了一大半，蛋白質或脂肪的成分也不佳（煎肉片、炸雞排等氧化或氫化過的油脂）。如果配豆漿或牛奶一起喝，總該沒問題了吧？那可不一定。除了用非基因改造的黃豆製成的無糖（或低糖）豆漿是好豆漿外，一般市售或早餐店賣的，多是加過糖的豆漿，還是少喝一些。米漿其實不錯，就怕主成分之一的花生含有黃麴毒素。鹹豆漿也很好，不過現在比較不容易吃得到，裡面的油條最好不要放。

如果你的早餐型態很接近上述內容的話，為了健康著想，奉勸你一定要下定決心，先慢慢適應，從微幅調整到大幅度的改革。譬如三明治改為全麥三明治，內夾大量的新鮮蔬菜，肉片盡可能不用煎炸的方式，以免吃下過多的氧化油脂與反式脂肪酸。不過，市售三明治的蔬菜都太少，必須再額外補充水果才行（至少要有一顆蘋果或半顆泰國芭樂的份量才夠）。這樣的早餐內容才算合格。有些人只吃水果當早餐，也不對，大量的纖維加上一點點的澱粉，卻嚴重缺乏蛋白質與脂肪，對腦部的運作、思考，會產生負面的影響。如果除了水果之外，再加兩顆水煮蛋或茶葉蛋就均衡得多，這樣吃還能減肥，是不錯的瘦身早餐。

總之，有個重要的觀念一定要隨時提醒自己：三餐不管吃什麼，都要攝取足夠的蛋白質和好油，尤其是早餐。外食者幾乎無法從外面吃到好油，那麼至少也要做到盡量避開壞油，不足的部分再另外補充魚油、海豹油或亞麻仁油。早餐裡的蛋白質對學生或上班族等需要使用腦力的族群來說，是非常非常重要的成分，千萬不可忽略。

午餐晚餐：避免澱粉吃太多

經過一整個上午的工作或學習之後，身體需要足夠的營養素，來補充早上所消耗掉的能量，並且為下半天的付出做準備。而一般外食者的午餐，不外乎都是些澱粉含量過高的食物：大滷麵、榨菜肉絲麵、蛋炒飯、排骨飯、雞腿飯等等，有些蛋白質含量少得可憐，甚至高達八〇%的含量都是澱粉。澱粉到了體內，容易形成血糖過高，導致昏昏欲睡的現象。如果午餐吃得營養均衡，以優質的蛋白質和脂肪為主，搭配足夠的纖維質與適量的澱粉的話，保證下午上起班來依舊精神飽滿、體力充沛，根本不可能會想睡覺。

台灣人通常習慣加班，很少人準時下班。到了晚上七、八點，好不容易忙了一天總算下班了。這時為了輕鬆一下，順便慰勞一下自己，上班族不是三五成群結伴用餐、喝點小酒，就是和家人或好友相約共享豐盛大餐，想把一天的辛勞統統補償回來。然而，晚餐吃太多，加上又喝酒的話，不但不容易消化、造成脂肪的囤積，而且會影響睡眠，使隔天的工作效率變差。正確的飲食標準，晚餐的量不應該太多，也不要太晚吃，吃完晚餐距離就寢時間最好相隔四個小時左右，讓食物在體內有較充分的時間可以消化。

蔬菜水果一定要額外補充

不管哪一餐，也不管吃的是便當、湯麵、水餃、速食、簡餐或合菜，記得一定要補充足夠的水果（像簡餐附贈的兩片柳丁、一小片西瓜的份量是絕對不夠的）。最好養成習慣，平時準備幾顆水果，放在辦公室的冰箱裡，一星期補給一兩次，不要怕麻煩，飯後一顆蘋果、芭樂或大番茄，不但幫助消化，也能去油解膩。不過，水果是夠了，但蔬菜還不夠，因為植物營養素中的生物類黃酮，幾乎都存在於綠色與彩色蔬菜中，水果裡當然也有，但卻遠不及蔬菜的含量。蔬菜的攝取還有個重點，就是別吃過熟的蔬菜。因為蔬菜只要一煮熟，很多植物營養素便遭到破壞。煮菜的目的是要殺菌、不是要煮熟，所以蔬菜以青燙為佳，約十到三十秒即可，燙多久與菜量與水量有關。如何判斷幾秒最恰當？只要觀察蔬菜變成深綠色的時候，就差不多該撈起來了。

美國ＲＤＡ建議成人每天應食用三到五份蔬菜，結果有一半以上的美國人都吃不到這個量，二九％的人吃不到兩份的水果，這還只是最低標準。美國人口中吃速食的比例真的很高，而且漢堡、薯條之外，一定要配一杯可樂，他們覺得這樣才算是完整的一餐。可樂、薯條這些東西都是不折不扣的垃圾食物，這種吃法只能用「糟透了」三個字來形容。

外食的澱粉類都是白米飯、白麵粉，還有的人直接吃麵包當正餐，真的萬萬不可！因為外食的麵包不但澱粉太多，而且絕大多數都含有反式脂肪酸，所以除非能確定吃的是不含人造奶油與反式脂肪的好麵包，否則最好不要吃。即使成分沒問題，但光吃麵包當午餐或晚餐也遠遠不夠，應該再搭配滷蛋或不含防腐劑的豆干、放山雞肉等富含蛋白質的東西，營養才勉強足夠。而且還要再加些蔬菜和水果，這樣也才算是比較像樣的一餐。

簡易健康的飲食比例

如果對於飲食比例如何調配仍深感疑惑的話，我在此提供一個簡單的分配法：每一餐的飲食內容裡面，含纖維質的蔬果類佔一半，另外一半再均分為兩大類：澱粉類與蛋白質類（魚、肉、蛋、豆）。澱粉若不是糙米或胚芽米之類較具營養價值的米飯，而是白米飯的話，比重必須再少一點，這是最簡單的食物分配。這種飲食分配法是目測法，是我根據台灣人的習慣所研發的，而不是營養學計算熱量那一套。傳統營養學那一套吃幾份蔬果、幾份蛋白質的計算方式，大概只有電腦搞得清楚，不要說台灣民眾，連專家有時都霧煞煞。因此，我建議大家可以參考我提供的這套簡易食物分配法來攝取日常飲食，應當會容易實行得多。

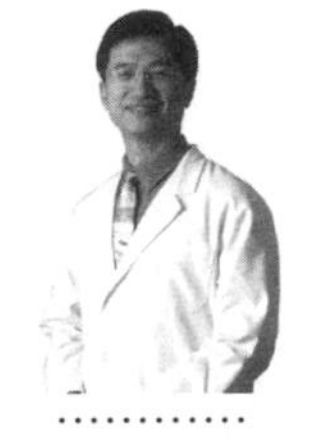

陳博士聊天室

健康衛生的飲用水

水質直接影響人類的健康。住在都市裡的人，大都是飲用自來水，因此，要特別注意水塔的清潔與裡面的氯氣。除了要定期維修與清洗家庭水塔之外，每個家庭也都應使用濾水器。濾水器的價錢，可以從一千元至兩三萬台幣不等。一般小家庭，選用德國進口那種濾水壺，把氯氣和一些細菌過濾掉，再去煮沸，就可以了。但是如果經濟能力允許，想把重金屬和農藥也濾掉的話，就得選擇較高價位的濾水器。這種濾水器濾過的水，不必煮沸，就能生飲，但濾心一定要按照說明書定期更換，否則，濾心倒成了細菌的培養皿。

此外，我不建議喝純水（蒸餾水），也不鼓勵喝一般的礦泉水。很多礦泉水的來歷不明、生菌數含量非常高，品質甚至比自來水還糟。進口的礦泉水可能好些，有一兩個牌子的礦泉水，礦物質實在非常豐富，喝了有入口即化的感覺。但凡是礦泉水都有塑膠罐裝的問題。塑膠經太陽照射容易溶在水中，消費者不可不慎。

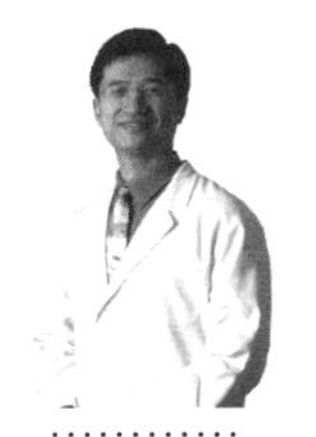

陳博士聊天室

注意食物的保鮮

台灣因天氣濕熱，食物很容易就會腐敗、不新鮮。尤其中南部夏天高溫酷熱，東西煮好後沒有馬上吃掉，擺個三、四個小時就變質了。但是台灣人的拜拜習性，中元普渡的時候，東西煮好擺好，再到燒香拜拜結束，都已經是幾個小時以後的事了。或者路邊的攤販，長時間在烈日下曝曬，所販售的食物也很容易不新鮮。如果吃下這類的食物，就很容易生病。

使用冰箱的觀念也很重要。一般人都把冰箱當儲藏室用，東西買回來就往裡面塞，過期大半年了也不管，塞得滿滿的很多都是不能吃的食物，塞得冰箱缺乏空隙可流通，冰箱溫度不夠冷，導致食物更容易壞掉。正確的方法是，冰箱裡的食物只能放到七分滿，盡可能在期限內吃完，不要留到等東西壞了、不能吃了才拿出來丟掉，尤其像是肉類、乳製品、火腿之類的食物，因保存期限短，更要注意保鮮期。

第六章

特殊疾病的飲食處方

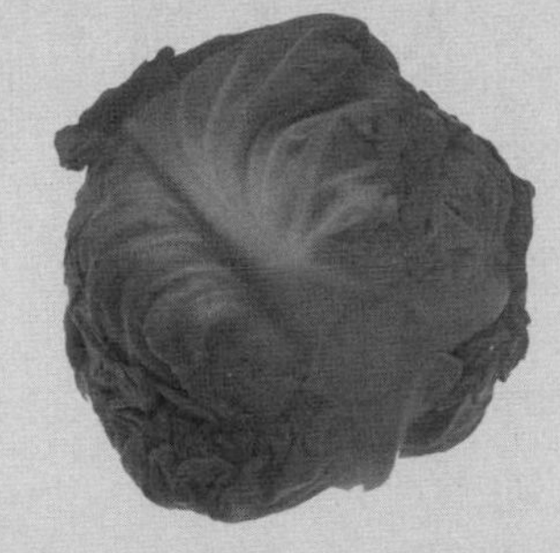

從自然醫學角度出發的「對症飲食」處方，目的不在控制病情，而在根本解決病因。因此，這些建議不僅可以改善疾病的症狀，還可以改變體質，幫助身體恢復原有健康。

抗癌飲食：有機加生機最理想

為什麼會引起DNA突變？

形成癌症的主要原因，就是細胞中基因DNA的突變。為什麼會產生突變？原因包括：一、油炸食物裡面的自由基。

二、殺蟲劑、除草劑。

三、重金屬裡的汞、砷、鉛、鎘。

四、檳榔、酒精、香菸。

五、人體內產生的毒素。例如腸內的壞菌，或消化不良時食物腐敗會產生毒素。毒素通常會在大腸或直腸壁停留，等到排便時一起排出來，但是現代人常常蔬果吃太少，導致便秘，所以毒素就一直不斷的刺激直腸壁，直到DNA突變，形成直腸癌。以人體的構造而言，食物在吃下之後的二十四小時內就應該排掉，尤其是肉類。假若肉類停留在攝氏三十七度的腸胃道裡太久的話，就會腐敗、變質、產生毒素，所以最好趁腸胃道中的食物，尚未腐敗、產生毒素時就把它排出來。每個人每天最好能大便二到三次。但這不是腹瀉，是成條狀、正常漂亮的大便。

六、放射線。例如紫外線、核能幅射。這些都會直接影響DNA。

七、各類病毒，例如B肝病毒、C肝病毒、疱疹病毒等。B肝、C肝導致肝癌，疱疹則導致子宮頸癌。這類病毒會躲藏在細胞裡面干擾DNA。

八、免疫系統降低，也就是自然殺手細胞太少的時候。自然殺手細胞是身體的抗癌細胞，具有找出癌細胞、在其表面打洞、使癌細胞死亡的功能。所以免疫系統低下的時候，也較容易致癌。

九、過多的人工荷爾蒙，譬如透過喝牛奶或吃下太多含抗生素、人工生長激素的牛、豬、雞、魚肉。像牛奶喝得越多，罹患乳癌的機率越高，就是這個原因。加上環境因素，台灣婦女罹患乳癌的比例已和美國不相上下，且年齡層比美國還更低。

癌症患者的飲食原則

一、攝取大量有機的、新鮮的無毒蔬果。

二、有機食物＋完整食物＋生機飲食，是最好最健康營養的癌症病人飲食型態。

三、八〇％的癌症患者適合低蛋白飲食。但最好還是先經過代謝型態的檢測比較妥當。

以上就是癌症病患的基本飲食觀念，但每個人的情況不同，有時需視情況做調整，應配合醫師診治，做出最正確的判斷。當然我也建議大家不妨尋求自然醫學醫師來為你量身訂做適合自己的飲食計畫，成效會更加顯著。

抗憂鬱飲食：避免甜食和垃圾食物

世界衛生組織（ＷＨＯ）已將憂鬱症和癌症、愛滋病，並列為本世紀三大疾病。而憂鬱症更僅次於心臟血管疾病，成為第二昂貴的疾病。心臟血管疾病是因為龐大的醫藥開銷，而憂鬱症主要是削減國民生產力。

憂傷是一種正常的情緒反應，多數人都能在短時間內就恢復正常，但少數人卻無法自行恢復，而引起一系列的身心症狀。

最新的資料統計，五％至一二％的美國男性患有憂鬱症，女性患者比例更高，達一〇％至二〇％。台灣目前罹患憂鬱症的情形也相當普遍，近年來更常有藝人、名人傳出罹病的消息。症狀輕微的，可在接受專業的協助後恢復正常；嚴重的，最後因不堪其苦，選擇自我了結生命的也不在少數，令人不勝欷歔！這只是冰山之一角，其他隱藏在社會各個階層、角落，不知還有多少憂鬱症患者身受其苦又不為人知？

林林總總的憂鬱症成因

人的大腦是一切情緒思考與身體運作的指揮中心。情緒思考是很抽象的概念，看不見也摸不著，但在物質層面，其實就是神經訊息的傳遞。而這些訊息傳遞，靠的就是神經元與神經元之間的「神經傳導物質」，包括血清素、腎上腺素、正腎上腺素、多巴胺、乙醯膽鹼等等。

而憂鬱、悲傷、激動、興奮或各種精神異常的現象，在物質面就是神經傳導物質過多、過少或整體失衡所造成的結果。

憂鬱症的形成，主要是由於大腦中血清素（Serotonin）的不足所引起，與多巴胺也有一點關係。血清素是由色胺酸（Tryptophan）轉變而來，而腎上腺素、正腎上腺素、多巴胺是由酪胺酸（Tyrosine）轉變而來。當這兩種胺基酸短少的時候，大腦中的血清素與多巴胺也會跟著缺乏。血清素在大腦中有著很重要的功能：掌控情緒與睡眠、放鬆心情、調整食慾等。多巴胺和正腎上腺素則與饑餓感、口渴、心跳、呼吸、血壓與溫度調節的功能有關。

此外，還有很多營養素會跟這些神經傳導物質的合成與代謝，或者說是與大腦裡的功能有關，包括：鈣、鐵、鎂、葉酸、脂肪酸、維他命B3和B6、卵磷脂，以及複合的碳水化合物（糙米、五穀米等）。

很多罹病者多為飲食偏差所致，尤其對於迷戀排毒餐、低油飲食、低蛋白飲食、不當素食、不當斷食或施行不當減肥的人，更是如此。其他可能誘發憂鬱症因子的還包括：壓力、重大事件、荷爾蒙失調（產後憂鬱症，甲狀腺低下，血糖不穩，腎上腺素疲乏）、藥物副作用（降血壓藥，抗組織氨，類固醇，消炎藥等）、久病不癒的慢性疾病或疼痛、重金屬中毒與缺乏日照等因素。

輕者情緒低落，重者走上絕路

常見的症狀有情緒低落、對人生無望、厭世、常有莫名的悲哀感或哭泣現象、睡眠障礙、行動緩慢、注意力不集中、缺乏自信、負面思考、連平日喜歡做的事也失去興趣、免疫能力低下、骨質密度不佳、不孕症、老化、嗜睡或失眠、胃口改變、易怒與心臟血管方面的問題……，這些問題可能導致憂鬱，而憂鬱也可能導致這些症狀的產生，可說彼此互為因果，最嚴重的狀況就是走上自殺的絕路。

而一般常用的抗憂鬱西藥，不外乎TCA、MAOI、SSRI三種，作用就是將血清素的回收加以阻斷，以維持腦中血清素的濃度，使憂鬱症狀緩減，但也常會有不適的副作用產生。尤其長期服用者，更有可能產生頭痛、心悸、便秘、幻覺、失眠、性功能降低等等副作用。自然醫學對於輕中度的憂鬱症，用天然藥物與飲食改善效果明顯，但是對於重度憂鬱症患者，還是需要以強效的抗憂鬱藥物來控制，即使這些副作用的確會為患者帶來某種程度的困擾與折磨。一些歐美的研究發現，許多憂鬱症患者的自殺，通常是在服用抗憂鬱藥物之後造成，這是否為服藥後的副作用，至今尚無明確的結論，但各界已對此進行更嚴密的觀察與研究。

抗憂鬱的飲食原則

一、避免攝取精糖和人工代糖，甚至連蜂蜜、果汁都要避免。唯一可被允許的代糖只有甜菊。

二、不能喝酒與含咖啡因的飲料，甚至大部份市售的飲料。

三、避免一切垃圾食物、加工食物和精製過的食物，以及含有氧化油和反式脂肪酸的食物。選擇完整食物，以及有機的、冷壓的多元不飽和脂肪酸和單元不飽和脂肪酸。

四、要把食物過敏原找出來。台北市高達八〇％的人口對食物有慢性過敏現象。食物過敏會干擾人體功能的運作，影響身體健康與工作或學習的效率，千萬不可置之不理、得過且過。

五、攝取足夠的優質蛋白質。選擇瘦肉、野生或冷水域的魚（鮭魚、鱈魚……）、豆類（黃豆含量最豐）、堅果類、種子類、蛋與有機禽類。

六、每一頓主餐與零食都要營養均衡，也就是都必須含有蛋白質、脂肪跟複合的碳水化合物。例如一顆茶葉蛋（含蛋白質、脂肪）配半顆芭樂（含澱粉、纖維與植物營養素）就是很好的零食。

降膽固醇飲食：必須大量補充蔬果

一般的膽固醇檢查報告，通常都只提到總膽固醇，其實應該要看總膽固醇與高密度膽固醇（ＨＤＬ）之間的比例才對。總膽固醇除以高密度膽固醇，比值若在三以下就非常健康，三到五還可以，五以上的話，罹患心臟血管疾病的機率就比較高。壞的膽固醇多的時候，會在血管管壁形成硬化斑塊，久而久之長得很厚時會脫落，形成血栓，堵塞血管。

如何降低膽固醇？

一、補充大量的纖維。纖維會將食物裡面過多的油脂吸附，再從大便裡面排出來。台灣土產水果中，含最多纖維的是芭樂，在美國我就會推薦蘋果，因為美國俗語說得好，"An apple a day keeps the doctor away." 一個人一天至少要吃兩顆泰國芭樂的量才夠，而且必須散布在三餐當中和當做零食吃掉，不能集中在某一餐一次吃完。光是遵守這個飲食原則，很多人的膽固醇就會降下來。

二、避開美奶滋、漢堡肉與其他油炸過的油，多吃初榨橄欖油、魚油、海豹油、亞麻仁油這些好油。豆類製品、魚肉、火雞肉、雞胸肉是比較好的蛋白質來源。

三、每天至少運動半小時。走路、跑步、游泳都好，只要能夠持之以恆。

如何降低三酸甘油脂

和一般膽固醇最大的差別是，食物中的糖、酒精和澱粉類吃太多，會導致三酸甘油脂太高。因此，要避免三酸甘油脂過高，就得避開酒精、糖果、碳酸飲料、汽水、巧克力、餅乾、蛋糕、糖漿、水果乾、冰淇淋、果醬、布丁等含糖食物，連黑糖、蜂蜜也最好都不要吃。

那有什麼可以吃呢？不要太甜的新鮮水果最佳，飲料也應以無糖為原則。

抗念珠菌飲食：禁食甜食和含黴菌食物

台灣由於氣候濕熱，念珠菌增生或感染（俗稱白帶）的情況非常普遍，約八〇%的女性都曾患有此症。念珠菌是體內原有的細菌，不算益菌也不算壞菌，但一旦增生，就會產生一連串的問題。

念珠菌形成的原因

念珠菌增生的形成，原因有以下幾個：

一、抗生素、類固醇與避孕藥的使用。抗生素會殺死很多細菌，包括有益菌與念珠菌。但念珠菌有菌絲，會長在黏膜上面，不好殺，所以變成好菌都被殺死，不容易殺的念珠菌則頑強的留了下來。（好菌與壞菌的差別在於，好菌的排泄物對身體來說是養分，壞菌的排泄物對身體則是毒素。毒素不但會降低免疫系統，也會使念珠菌繼續增生。）而類固醇和避孕藥的使用，也會影響免疫系統的功能。

二、吃太多甜食太多糖，或者情緒不好、壓力太大的時候，就會降低免疫能力，使身體不容易抵抗念珠菌。

三、在身體出現過敏、便祕、消化不良，或者吃太少纖維質的時候，都會助長腸道毒素，造成念珠菌增生的情形。便秘的形成當然與纖維素攝取過少有直接關係，會導致腸胃蠕動慢，很多食物無法分解，便在大腸內腐敗發酵，產生毒素。

念珠菌增生的症狀，輕微的有消化不良或過敏的問題。但隨著念珠菌越來越多、免疫功能越來越差的時候，慢慢的就會出現感染的症狀：女性陰部發癢發紅、有白色或黃色分泌物、小便時有灼熱感、胯下癢、口瘡、舌苔變厚、頰內有白色塊狀苔斑等等。

如何治療念珠菌增生？

念珠菌喜歡生長在黏膜處與泌尿道，有句台灣話「軟土深掘」，頗能反映念珠菌的此種習性。因為黏膜是人體最脆弱的地方，而念珠菌便是以菌絲打洞，來進駐其中。這些屬於局部性的症狀，若是全身性的症狀，念珠菌會跑到血液中，侵犯更多的細胞，使整個人產生疲倦等全身性的症狀，嚴重的會引發敗血症或死亡。

那麼，要如何治療念珠菌增生呢？方法很簡單。因為念珠菌嗜甜，所以一旦患有念珠菌增生，只要靠正確的飲食方法就能大大改善。首先，禁絕所有甜食與含糖飲料：餅乾、蛋糕、麵包、泡芙、酒類，甚至是比較甜的水果或果汁，都在禁絕之列，尤其空腹時更不得食用。含黴菌的食物，例如乳酪、花生（易含黃麴毒素）也是拒絕往來戶。而澱粉類食物因為會在體內轉換為血糖，也要嚴格控制。

那麼可以吃什麼呢？高營養的有機完整食物、大量的新鮮葉菜類、適量的五穀雜糧（糙米、全麥、小米、薏仁、蓮子……）與足量的優質蛋白質（豆類、魚、放山雞、味噌、醬油、泡菜、無污染的瘦豬肉、瘦牛肉……）。

要注意的是，念珠菌有菌絲有孢子，非常難纏。它在環境惡劣的時候會長出菌絲，更惡劣的時候則乾脆死掉，然後釋放出孢子。孢子有孢子囊，是耐高溫、耐強酸的麻煩東西，它會待在血液裡等待適當時機孵化，然後繁殖，製造出更多念珠菌來。

所以，對抗念珠菌必須持之以恆。很多人三個月就有很大的改善，但這樣還不夠，必須在症狀完全消失後，再維持無糖飲食至少一年半的時間，才能慢慢的把孢子清除乾淨，完全恢復健康。還有多喝水也很重要。因為大量的水分（一天二千C.C.），才足以沖刷掉念珠菌孢子和毒素。另外，每天一至二匙的亞麻仁磨碎食用，可以抗黴菌、提高免疫力。多吃大蒜、洋蔥亦可殺菌。綠藻、螺旋藻（藍藻）亦可排毒與提高免疫系統。

低普林飲食：蛋白質不得過量

普林是氨基酸的一種，是形成尿酸的主要成分，主要來自食物之中。所以含高普林的食物吃太多，尿酸就會沉澱、產生結晶，隨著血液跑到足部大拇指的地方，形成痛風。所以痛風或高尿酸的人，應該掌握的飲食原則就是減低尿酸，吃低普林的食物。下頁表格將食物依照其普林含量，分為高普林食物、中普林食物與低普林食物。

減低尿酸需多吃鹼性食物

想減低體內尿酸，原理很簡單，只要把身體調為鹼性體質就是了。因為尿酸是酸的，它在酸性環境中會沉澱出來，如果血液偏鹼性，尿酸就會被溶解。所以，已經痛風或可能痛風的人，只要把體質、把血液調成鹼性，它就會溶解、不會沉澱。也因此必須多吃

高普林、中普林、低普林食物

食物類別	禁食X 高普林組 （150-1000mg/100g）	少食△ 中普林組 （25-150mg/100g）	可食○ 低普林組（0-25mg/100g）
奶類及其製品			各種奶類及其製品
肉、蛋類	雞肝、雞腸、鴨肝、豬肝、豬小腸、豬脾、牛肝	雞胸肉、雞腿肉、雞心、雞肫、鴨腸、豬肚、豬心、豬腰、豬肺、豬皮、瘦豬肉、牛肉、羊肉、兔肉	雞蛋、鴨蛋、皮蛋、豬血
魚類及其製品	馬加魚、白鯧魚、鰱魚、虱目魚、吳郭魚、皮刀魚、四破魚、白帶魚、烏魚、鯊魚、海鰻、沙丁魚、小管、草蝦、牡蠣、蛤蜊、蚌蛤、干貝、小魚乾、扁魚乾、烏魚皮	旗魚、黑鯧魚、草魚、鯉魚、紅鮒、秋刀魚、鱔魚、鰻魚、烏賊、蝦、螃蟹、蜆、魚丸、鮑魚、魚刺、鯊魚皮	海參、海蜇皮
五穀根莖類			糙米、白米、糯米、米粉、小麥、燕麥、麥片、麵粉、麵線、通心粉、玉米、小米、高粱、馬鈴薯、甘薯、芋頭、冬粉、太白粉、樹薯粉、藕粉
豆類及其製品	黃豆、發芽豆類	豆腐、豆干、豆漿、味噌、綠豆、紅豆、花豆、黑豆	
蔬菜類	豆苗、黃豆芽、蘆荀、紫菜、香菇	青江菜、茼蒿菜、四季豆、黃帝豆、紅豆、豌豆、洋菇、鮑魚菇、海藻、海帶、筍干、金針、銀耳、蒜、九層塔	山東白菜、捲心白、菠菜、空心菜、芥菜、莧菜、芥藍菜、高麗菜、芹菜、雪裡紅、花椰菜、菜花、葫蘆瓜、苦瓜、小黃瓜、冬瓜、絲瓜、胡瓜、茄子、青椒、胡蘿蔔、蘿蔔、洋蔥、蕃茄、木耳、豆芽菜、榨菜、芫荽、蘿蔔干、鹽酸菜、蔥、薑、辣椒

水果類			橘子、柳丁、檸檬、蓮霧、葡萄、蘋果、梨子、楊桃、芒果、木瓜、枇杷、鳳梨、蕃石榴、桃子、李子、西瓜、哈蜜瓜、香蕉、紅棗、黑棗
油脂類		花生、腰果	各種植物油、動物油、瓜子
其他	肉汁、濃肉湯、牛肉汁、雞精、酵母粉	栗子、蓮子、枸杞	葡萄乾、龍眼乾、蕃茄醬、醬油、糖果、冬瓜醬、蜂蜜、果凍

鹼性食物。那麼鹼性食物有哪些？大部分的水果、蔬菜都是鹼性。中性食物則含有雙向調節的作用。酸性食物則包括糖、澱粉類、脂肪、蛋白質、魚、肉、奶製品等。（詳見附錄二「認識酸鹼體質與食物屬性」）營養補充品中的小麥苗、有機蔬菜粉、離子鈣、鈣鎂錠、綜合礦物質……等等，也會使身體偏向鹼性。

痛風患者的飲食原則

一、維持正常而理想的體重，切勿驟然減重。

二、若需減重，亦應逐步遞減，以一個月減一公斤為宜。若處於急性發病期間，則不宜減重，且應選擇低普林食物為主要攝取內容。非急性發病期間，也應避免食用含高普林食物。

三、蛋白質不宜攝取過量。請依醫師指示正常的攝取。

四、每天至少喝二千C.C.的水，以幫助尿酸的排泄。

五、含酒精類飲料應盡量避免，以免促使痛風再度發作。

七、多吃各類新鮮蔬果，讓體質保持鹼性或弱鹼性，以促進尿酸的自然溶解。

八、油炸食物易導致關節發炎，少吃為妙。烹調食物時，盡可能以蒸、煮、燉來取代煎、炒、炸的方式。

痛風患者應避免的食物

一、含酒精或咖啡因的飲料，包括巧克力、可可亞、紅茶等等皆在此列（冷泡茶則除外）。

二、麵包、喜瑞爾與小麥胚芽。

三、所有的甜食，蛋糕、餅乾、蛋塔等等。

四、紅肉與海鮮，包括牛肉、豬肉、羊肉、海鮮，油炸過的更糟。

五、火鍋與高湯類。

抗壓飲食：蔬果至少佔每餐的五〇%

什麼樣的食物吃了以後會精神百倍？其實就是新鮮蔬果。壓力過大已成為現代人難以避免的文明病之一，例如因長時間超時工作、心理壓力過大，造成焦慮症、憂鬱症、慢性疲勞症候群與過勞死（猝死症）等，都相當常見。因此，減壓、抗壓就成了現代人必修的功課。

什麼是抗壓飲食？

就是我一直強調的標準飲食：五〇％纖維質（蔬菜、水果），二五％複合碳水化合物（澱粉類），以及二五％的魚、肉、豆、蛋。油也很重要，但散佈在蔬果拌油與蛋白質食物裡，以及適當補充好油，所以不大容易看得到，我不另外註明。這是我的定義，基本上只要這樣吃，就屬於抗壓飲食。請注意，這裡的百分比是目測值，而非營養學上計算熱量的那一套。詳情請見第二二三頁「簡易健康的飲食比例」。

抗壓飲食的食物比例

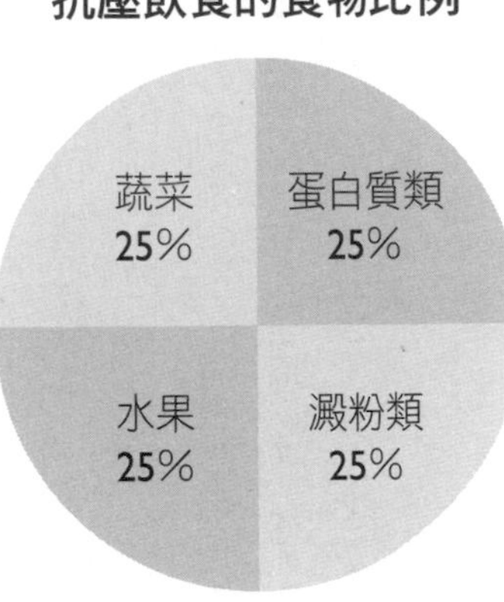

想維持好的抗壓性，早上起來一定要運動。我把運動分為三種，一是「身心運動」，包括：太極拳、八段錦、瑜伽、易筋經、氣功、外丹功等等，把意念與動作結合在一起的皆屬此類，看似緩和，但對提升自癒力的效果最好。如果你只做一種運動的話，就選這類運動來做。若還有時間或體力，就做「有氧運動」，包括：走路、爬樓梯、爬山、跳繩、游泳等等。如果還有時間，再去做「無氧運動」：例如舉重。

三餐如何定時定量？

三餐當然應該定時定量。但有個前提是，必須符合人類自然律例：時間到了、肚子有點兒微微的饑餓感時再吃東西。如果吃飯時間到了，肚子還很飽或不覺得餓的時候，這一餐就不該再勉強吃下去了。所以每一餐要吃多飽，是以下一餐時間到時會微微有飢餓感為標準。

最標準的用餐時間和型態是：七點吃早餐，十二點吃午餐，六點吃晚餐，時間一到，肚子自然就餓了，餓了就吃。但大部分的人三餐不定又暴飲暴食，不是吃得很脹很飽很撐，就是餓得眼冒金星了，才趕緊胡亂塞點東西填肚子。

晚餐後至少三小時才就寢

飯後兩小時正是血糖最高的時候，此時滿腦子都是葡萄糖，根本不利睡眠，如果睡覺，會多夢或淺眠。所以晚餐後，最好是隔三小時以後再睡覺，這時候不會太飽也不會太餓，剛好適合上床休息。如果睡前會肚子餓，表示晚餐吃太少，下次記得要吃夠。

想要達到規律作息的目標，很多方面都必須配合做調整：飲食的份量、生活的習慣與荷爾蒙的規律等等。

大自然天地日月之間，自有其規律與節奏，陽光、月光、溫度變化與我們人體的荷爾蒙是有關聯的，而荷爾蒙跟我們三餐之間又有關係，所以天亮時吃早餐、日正當中的時候吃午餐、日落天黑時吃晚餐，是最理想的用餐時間與習慣。把日月規律與身體的規律全部調和在一起，才是真正的健康養生之道。

抗發炎飲食：少吃壞油，多吃好油

屬於發炎的疾病，包括自體免疫疾病（類風溼性關節炎、關節炎、紅斑性狼瘡、僵直性脊椎炎等）、過敏、感染、與內臟的發炎（B型肝炎、C型肝炎、胰臟炎、腸胃炎或手術等等）。自體免疫是抗體攻打自己的身體，過敏是抗體攻打外面進來的塵蟎、動物毛髮、牛奶蛋白等過敏原，基本上自體免疫與過敏在自然醫學的角度來看很類似，也都是發炎。

為什麼會發炎？

發炎是正常的生理反應，是身體為了抵抗或消滅入侵的外來物（例如病菌感染、被鐵釘或碎片插入），排除體內毒素（重金屬、污染物），或者為了修補組織（撞傷、刀傷、燙傷）時，白血球衝鋒陷陣、挺身而出，去把入侵者消滅掉時，所表現出來的反應。呈現出來的就是皮膚產生紅、腫、熱、痛的發炎現象。發炎應該乾脆俐落，也就是紅、腫、熱、痛的時間越短，表示自癒能力越好。例如蚊蟲叮咬後一天就消腫的，就表示其自癒力很正常，但有人要一週才消退，那就是自癒力受干擾，發炎失控了。

前面提到的關節炎、過敏等問題，就是表示身體長年累月、持續不斷地都處於發炎狀態。發炎應該控制在合理的範圍內。如果將發炎比喻為燒垃圾，那麼燒的時候，是不是應該注意到四周不要堆放「易燃物或易爆物」，並隨時在旁邊準備好「滅火器」，以備不時之需。最後就是要「隨機應變」，以應付任何突發狀況。

以上比喻指的都是身體裡的重要成分，也都有其相對應的物質可以說明。所謂的「易燃物與易爆物」，指的就是那些「促發炎物質」，包括花生四烯酸、前列腺素第二、氧化油等。而滅火器指的則是植物營養素、抗氧化劑，以及魚油、海豹油和亞麻仁油。至於這個火，其實就是體內的自由基。

白血球用來殺死外來細菌的武器，靠的就是自由基，但這個自由基，也就是這把火一旦飛到其他地方，就會傷害到其他正常的細胞。所以自由基應局限在該有的地方去殺壞的東西，而不應讓它亂跑、製造麻煩。當然，滅火器應該隨時準備好，例如維他命A、C、E、鋅、硒、生物類黃酮……等抗氧化劑。

壓制發炎最重要的營養素之一即抗氧化劑。當發炎部位周圍正常細胞的細胞膜上，擁有足夠抗氧化劑的時候（例如天然維他命E），可以比較安全的保護自己，以對抗在發炎過程中釋放出來的大量自由基。

最後，「隨機應變」的意思是表示，要讓神經系統更健全。有些人的自主神經比較敏感、不穩定，容易緊張，搞得神經兮兮，其實很沒必要。自主神經系統的運作應該沉著穩重、隨機應變。

造成過度發炎的物質

許多食品添加物、藥物和環境毒素，都會導引發炎反應到比較不利的途徑，也會加重發炎的症狀。然而，引發發炎的藥物，卻也是常被使用的藥物，包括：治療關節炎的「異嘌呤醇」（Allopurinol）、做為鎮靜劑之用的「巴比妥酸」（Barbiturates）、添加在水中的氯和牙膏裡的「氟」、用來抑制甲狀腺亢進的「碘」，以及其他一些抗生素。有趣的是，某些藥物本身並不會造成發炎，而是為了保存、增加結合力、或使藥丸較易吞食，所加入的人工添加物，而誘發了發炎，其中最無法原諒的例子，就是在氣喘患者使用的吸入型支氣管擴張劑中，添加了亞硫酸鹽（Sulfite）防腐劑。有些氣喘患者，由於天生缺乏某種酵素，吃到亞硫酸鹽時，會有劇烈的過敏反應，甚至會因此喪命。

食品與藥品添加物包括人工色素、調味劑、防腐劑等等。在人工色素方面，據研究顯示，會導致慢性發炎的問題，例如氣喘、溼疹。由酒石酸鹽（Tartrazine）製成的黃色五號，是人工色素中最大的麻煩製造者。至於調味劑的使用，是為了增加食物的風味，不料卻適得其反。主要問題則來自於水楊酸（Salicylate）、單麩氨酸納（Monosodium Glutamate，也就是味精）與天門冬酸鹽（Aspartmate，也就是阿斯巴甜）。引發問題的防腐劑，尤指安息香酸鹽（Benzoates）、亞硝酸鹽（Nitrites）與山梨糖酸（Sorbic Acid）。亞硝酸鹽常用來維持沙拉和新鮮蔬菜的鮮度，以及馬鈴薯、葡萄與蝦子的漂白劑。以上這些人工添加物，都會使發炎情況更加複雜。

發炎時的飲食原則

發炎者通常體質偏酸，要控制飲食內容，第一要務就是把酸性體質調整為鹼性體質，然後多吃好油、全面禁止壞油與精糖。盡可能避開所有不好的東西：咖啡、化肥、農藥、抗生素、人工荷爾蒙、重金屬、污染物等等，以生機飲食、有機食品為主要攝取來源。可能有人覺得這樣的標準會不會太高？但要求若不這麼高，就很難應付接下來可能發生的問題。現在那麼多人有發炎的現象，都是因為吃了不該吃的東西所造成的。本書前面討論的飲食迷思，有一半以上與發炎有關，讀者可以多深入了解。（詳見附錄二「認識酸鹼體質與食物屬性」）

低敏飲食：避開七大過敏原

過敏是發炎的一種，過敏與其他發炎的差別，在於所有的過敏，一定有食物過敏原在作祟。但要找出自己的過敏原，則必須透過檢測得知。

什麼是過敏反應？

過敏分為四種，最普遍的是第三種，這種是由於體內抗體和外來的過敏原結合起來，形成所謂的「免疫複合體」，在體內流竄，造成的發炎現象。這些「免疫複合體」如果跑到微血管密集的皮膚上面，就會變成異位性皮膚炎或濕疹，如果集中在鼻子或肺部，就變成慢性鼻子過敏或氣喘。有這些過敏症狀的人，百分之百一定都有食物過敏的問題。據調查，八〇％的台北市民患有慢性食物過敏症。

成人食物過敏引發的各種症狀

名次	症狀	比例
1	疲倦	68%
2	腹脹、便秘、腹瀉	58%
3	頭痛、偏頭痛	51%
4	眼睛癢、流眼淚	49%
5	喉嚨痛、常感冒	45%
6	失眠	43%
7	皮膚癢、起疹子	40%
8	肌肉痠痛	37%
9	焦慮、憂慮	36%
10	鼻竇炎	36%

兒童食物過敏引發的各種症狀

名次	症狀	比例
1	鼻竇炎	61%
2	喉嚨痛、常感冒	52%
3	黑眼圈	43%
4	頭痛	39%
5	皮膚癢、起疹子	39%
6	便秘、腹瀉	37%
7	疲倦	30%
8	異位性皮膚炎	28%
9	流眼淚	25%
10	學習不專心	24%

慢性食物過敏的症狀

慢性食物過敏是各種過敏的大本營，所以，它不像急性過敏會讓你馬上不舒服，但是，它卻會干擾全身各大系統的運作，以各種不同的症狀表現出來，讓你以為是其他問題。

據調查，台灣成人罹患食物過敏，所表現出來的症狀排行榜分別是：六八%的人常感疲倦；五八%的人有腹瀉、腹脹、便秘的問題；五一%的人會頭痛與偏頭痛；四九%的人會眼睛發癢、流淚；四五%的人感冒頻繁、喉嚨痛；四三%的人有失眠現象；四〇%的人起疹子、皮膚癢；三七%的人會肌肉痠痛；三六%的人會焦慮、憂傷；以及三六%的人有鼻竇炎。

若發生在兒童身上，則六一%罹患

鼻竇炎；五二％會喉嚨痛、常感冒；四三％有黑眼圈；三九％頭痛；三九％會皮膚癢、起疹子；三七％會腹瀉、便秘；三〇％感到疲倦；二八％有異位性皮膚炎；二五％會流眼淚；以及二四％有學習無法專心的問題。

為何食物過敏會這麼流行？原因包括：一，環境污染影響免疫系統。二，重複食用相同、固定的食物。三，化肥、農藥、人工添加物太多。四，飲食中含過多的「促發炎物質」。五，胎兒時期缺乏營養。六，哺乳期太短。

最常見的過敏兩大類型

在免疫學的學理上，過敏可分為四類，但這裡我們只介紹其中兩類，即第一類的立即性過敏反應與第三類的延遲性過敏反應。以食物過敏為例，立即性食物過敏就是有些東西一吃下去，很快或馬上就會出現全身發癢等立即性的反應，例如有些人吃到海鮮、花生、芒果會全身發癢等等。它的過敏反應，是靠免疫球蛋白 E（IgE）這種抗體在負責，一般醫院診所檢測過敏都是檢查 IgE，其實我覺得這種檢測遠不如慢性食物過敏檢測的 IgG 來得重要，因為幾乎所有有急性過敏症的人，都清楚會引起自己過敏的是什麼，而會主動避開。

但百密總有一疏。二〇〇六年初，加拿大有一位對花生過敏的女孩，因為男友剛剛吃過花生三明治，這位女孩沒有察覺，而和男友接吻，結果卻香消玉殞、一命嗚呼！這就是急性過敏反應的猛烈之處，小至打個噴嚏，大致全身性休克，都有可能發生。

至於第三類的延遲性食物過敏的情況又是如何？譬如我們常吃的麵條、天天喝的牛奶，吃了、喝了，會產生疲倦、頭痛、鼻塞、咳痰等等問題，但症狀常會在幾個小時甚至兩三天後才發作，發作時你也很難聯想到是幾天前吃麵條或牛奶所引起的，所以你就繼續吃這些東西，症狀也持續著，慢慢地，症狀就變得不明顯，你也就更不會知道身體不舒服的原因在哪裡。

為什麼過敏症狀會變得不明顯？因為長期吃這些過敏食物，身體為了要適應這些食物，免疫系統內的「壓抑型T細胞」會冒出來，把慢性食物過敏反應壓抑住，使它症狀不明顯。因此，過敏患者就這樣渾渾噩噩，長期生活在健康時好時壞的狀況當中，很多人終其一生都不知道自己有慢性食物過敏，更不清楚自己的慢性食物過敏原到底是什麼。

基本上，立即性的食物過敏，過敏的反應猛烈而且迅速，患者自己都能感覺出來，不大需要檢測，需要檢測的是延遲性的食物過敏。如何進行檢測？抽兩管血送去化驗就可以了。檢驗室的做法是將九十六種食物做成的蛋白質抗原，先放在九十六個小小的透明格子裡，然後將受測者的血液，往每個小格子裡滴一兩滴，看有無過敏反應，用儀器將呈色反應讀取出來，就知道每一種食物的過敏嚴重程度如何。慢性食物過敏所偵測的是體內IgG或IgM的含量。台灣的大醫院目前仍缺乏相關專業技術，所以抽完血後必須送至美國檢驗，費用比較昂貴，健保也沒有給付。美國的人力與檢驗費用至少為台灣的三倍以上，我希望有朝一日台灣的大醫院會引進這種技術，把成本大幅壓低，造福全民。

以上所介紹的，是「花錢不花力」的檢測方法，只要抽個血、付完費，其他瑣事交由專業人員處理就行了。接下來我要介紹的是「花力不花錢」的辦法。下面這種方法不僅花時間、很繁雜，而且還得保持無比的耐心和毅力。

誰需要做食物過敏檢測？

一、已有任何過敏症狀的人（鼻子過敏、皮膚過敏、氣喘）。

二、罹患前述症狀以外的人（頭痛、失眠、便秘、腹瀉、腹脹、疲倦、焦慮、肌肉痠痛……）。

三、其他疑難雜症患者（自體免疫、慢性發炎、腎病等等）。

四、體重過輕或過重的人。

五、孕婦、哺乳者、想懷孕的人與不孕症患者。懷孕的媽媽是一人吃兩人補，如果對牛奶過敏而不自知還一直喝的話，這個對牛奶過敏的基因就會透過胎盤傳給胎兒，使尚未出世的寶寶，還在媽媽腹中就擁有和媽媽一樣的過敏體質。

六、想提升專注力、學習能力與自我健康狀態的人。

「低敏飲食」的測試方法

這個檢測方式稱為「低敏飲食」，總共分為兩個階段。第一階段先避開七大過敏原（乳製品、雞蛋、小麥、玉米、芝麻、柳橙、黃豆）不吃，持續三個禮拜的時間。這時你會發現，身體的過敏反應降了下來，人也清爽、舒服多了，先前提到的「壓抑型的T細胞」也慢慢退居幕後。很多人只是停止攝取這七大過敏原三個禮拜，所有的病情，包括鼻炎、氣喘、皮膚病，幾乎全沒了。

但這還沒結束，這個時候才剛開始第二階段的挑戰，稱之為食物挑戰（Food challenge）。此階段的任務是把七大過敏原一樣一樣拿回來測試。第一天先開始喝牛奶，攝取量可以比之前習慣的量再多一點點，看看是否有反應。若在三天內出現劇烈反應，就表示牛奶是過敏原沒錯。為什麼會有劇烈反應？那不是立即性的食物過敏才有的反應？延遲性食物過敏的症狀不都是不明顯的嗎？這是因為此時的「壓抑性T細胞」已退居幕後數周，一時之間身體忽然接觸到這麼容易過敏的東西，當然會出現劇烈反應。如果過了三天沒有反應，就表示對牛奶不會過敏。如果反應異常激烈，甚至出現呼吸困難、休克現象的話，就得馬上送醫急救。症狀輕微的，例如鼻塞、氣喘、起疹子，只要攝取大量的維他命C與生物類黃酮，就可讓症狀緩解下來。接下來試小麥製品。毫不猶豫的把一大碗麵吃下去，等待三天內看有無反應？在等待期間，別忘了吃的還是以前的低敏飲食喔。

就這麼一樣一樣挑戰、一樣一樣測試，把七大過敏原統統挑戰過後，大致上都能知道自己對什麼東西過敏。但是，如果實行低敏飲食以後還有症狀，或者七大過敏原都挑戰完後卻沒有過敏現象的話，那就表示你會過敏的東西，並不包含在這七大過敏原裡面。那該怎麼辦？只好再從較小範圍的類別一樣一樣從頭開始試了。

低敏飲食應該怎麼吃？

首先必須避開的食物包含：所有的乳製品、小麥、玉米、蛋、柳橙，以及會干擾神經系統的咖啡跟糖。還有就是以前常吃的東西，現在先停吃一段時間。另外，培養讀標籤的習慣，徹底了解每種食物的內容成分。可以吃的食物有喜瑞爾（Cereal）、五穀雜糧（小米、燕麥、蕎麥、薏仁）、豆類（黃豆、豌豆、豆腐、黑豆、敏豆、白腎豆……），以及小麥以外的麵粉類。而蔬菜類幾乎都可以吃。蛋白質的部分，新鮮魚類、家禽類、羊肉與堅果類還不錯。油脂的話則沒什麼限制，但記得只能吃本書中所謂的「好油」。所以能吃的東西還是很多。要注意的是，低敏飲食不是減肥飲食，不要搞得像斷食一樣，把熱量降得太低。第一，千萬別限制攝取量，不要因為這樣就吃太少。第二，對於用餐內容最好要有計畫，例如今天晚上就先想好明天早餐中餐要吃什麼，否則明天一定來不及，隨便買個麵包三明治就破功了。

牛奶、小麥製品常隱藏在許多食物裡面，吃東西的時候要特別注意。例如含有小麥製品的食物有啤酒、麵包、餅乾、喜瑞爾、水餃、包子、蛋餅等等。雞蛋製品也包羅萬象：麵包、蛋糕、泡芙、蛋塔、可可亞、美乃滋、冰淇淋、酒類、感冒疫苗、緩瀉劑等等。

不少人對蛋過敏，基本上，人類對於任何東西都可能過敏，而且越常吃的東西，就越容易過敏，這是我們身體裡面 IgG 免疫球蛋白的特性。尤其當身體處在一個不健康的狀態，又常吃這個東西，你的免疫系統容易混亂，更容易對這個東西產生過敏。

降血糖飲食：少吃精製澱粉

糖尿病就是血中糖分太高，超過腎臟能回收的範圍，糖分流到尿液當中，形成糖尿，所以叫做「糖尿」病。如果你看到螞蟻會來吸吮尿液，那就表示尿中有糖，通常血糖已經超過 180mg/dL 了。正常的血糖值應在 80-120mg/dL 之間。糖尿病發生之前，會有數年處於血糖不穩或胰島素亢進的階段。在此階段，血糖值雖然正常，但是少數受過自然醫學訓練的醫師，可以藉由胰島素測試與葡萄糖四點挑戰，來早期發現糖尿病的潛伏期。及早調整飲食，可以讓糖尿病逆轉，恢復正常。

糖尿病的種類與症狀

糖尿病可分為兩大類型，第一型糖尿病是自體免疫疾病的一種。第二型糖尿病則主要起因於飲食中含有太多的精製澱粉或糖類，讓血液中的胰島素大量分泌，再加上肥胖細胞對胰島素不敏感（受遺傳基因、缺乏運動和過度操勞的影響），就會造成胰臟長期過度分泌胰島素，最後胰臟過度疲乏，就再也分泌不出足量的胰島素，而形成「胰島素缺乏」。雖然疲乏，但胰臟還是會分泌胰島素，只有到了中末期，胰臟非常疲乏，胰島素極度不足的時候，才需要注射胰島素。

糖尿病會有哪些症狀呢？起初是血糖不穩、忽高忽低，以至於肚子餓時就會手腳冰冷、發抖、頭痛、頭暈、脾氣暴躁，吃一頓大餐或澱粉類多的餐點之後，就開始想睡覺了，這是典型的血糖不穩的症狀。血糖飆高就想睡覺，血糖降低就脾氣變壞，原來我們常說某人個性像天氣一樣「晴時多雲偶陣雨」，很可能他就是因為血糖不穩才會這樣。

控制血糖的飲食原則

少吃精製澱粉，多選用複雜的碳水化合物，例如糙米、全麥、雜糧等等。食物裡面含較多纖維，就會阻擋澱粉的吸收。如果在吃澱粉的同時，也攝取大量的纖維，血糖升高的速度就會減慢，或者也可選擇一些穩定血糖的天然植物性藥物，例如武靴葉、花旗蔘、澱粉抑制酶……等等，都會使病情有所緩減。

什麼是升糖指數？

以五十克的葡萄糖為標準，對各種食物進行測試，所測出來的結果。葡萄糖的升糖指數是一〇〇。糖尿病人最好不要吃高升糖指數的食物（七〇—一〇〇）。中升糖指數食物（五六—六九）可以吃一些，低升糖指數食物（〇—五五）則應該做為主食。譬如，糖尿病患者應該以黃豆製品為主。黃豆除了含有豐富的蛋白質和脂肪外，升糖指數也很低，只有一五，是很好的營養來源。醋會減低澱粉的升糖指數，所以，日式料理的壽司醋飯或北歐料理中的麵包沾醋，是當地人流傳下來很健康的吃法。其實所有的澱粉類食物加了醋之後，都會產生同樣的效果，白飯、麵食、水餃等等都一樣。例如水餃沾黑醋、肉羹米粉加黑醋、乾麵加醋，是華人流傳多年，好吃又健康的吃法。

還有，澱粉類食物最好趁新鮮吃，例如麵條要一煮好就吃，如果放到涼了再吃，就比較會使血糖快速增加，也比較會有食物過敏的反應。因此，一樣的東西，採取不同的吃法或煮法，或成熟與否，都可能產生不同的結果。生的香蕉與熟的香蕉不同，生吃的紅蘿蔔與煮熟的紅蘿蔔，其中的營養成分也不一樣。義大利麵熟度不同，升糖指數也有差異，例如煮五分鐘的義大利麵升糖指數是三八，煮了十五分鐘後就變成四四。而纖維素越高的食物，升糖指數也越低。

升糖指數是一般人比較常聽到的，最近幾年則開始流行升糖負擔的觀念。我建議，二者要搭配一起參考較為精確。（詳情請參閱第一八八頁）。

什麼是糖化血色素？

最後我要強調的是，血糖每天都是忽高忽低的，所以只看血糖其實不準，容易自欺欺人。有糖尿病的人，一定要每隔幾個月測一下「糖化血色素」（HbA1c）。糖化血色素是葡萄糖黏在紅血球上面，一黏上去就掉不下來，一直要等到紅血球死掉，它才會消失。所以，糖化血色素代表的是三個月的血糖平均值，數值非常平穩，騙不了人。糖尿病患應以監測糖化血色素作為控制糖尿病成功與否的標準，而不是看血糖值。正常人的糖化血色素在四至六之間，糖尿病患者的糖化血色素如果在七以下就安全，八以上要開始注意，如果在十以上，就很容易會有末梢神經病變，例如傷口潰爛不癒、視網膜病變，嚴重時可能會截肢、洗腎、失明。糖尿病不是不治之症，如果控制得好，是可以活到很老都沒有併發症的。

減肥飲食：攝取正確的食物比例

減肥的問題，簡單的說就是進跟出的問題。肥胖一定是吃太多，多到超出身體需要的程度，才會被儲存起來變成肥肉。肥胖的第一個情況通常就是澱粉類吃太多。澱粉吃下去後變成糖分，經過糖解、檸檬酸循環、脂肪酸合成而變成脂肪。很多人因為怕胖而不敢吃肥肉，只吃低油飲食，結果雖然不吃油，卻反而吃下一堆澱粉。

據統計，六〇％的肥胖者對澱粉都傾向於快速吸收，並快速轉換為脂肪，屬第二型的代謝型態，應該少吃澱粉，多吃蛋白質與油脂才對。

中國大陸在文革時期，人民七〇％的飲食熱量來自於澱粉：饅頭、麵條、米飯、窩窩頭……，但因為運動量大（走路、騎自行車），所以很少人得糖尿病，也根本沒有肥胖的問題。早期的台灣人也一樣，習慣身體勞動，吃下再多的澱粉也會消耗掉。不像現代人，每天過著四體不勤、慵懶安逸的生活，體內澱粉自然無法被消耗掉，當然就被儲存起來。這是一個很基本也很重要的觀念。

為什麼會發胖呢？

不良的生活習慣，例如熬夜，也會變胖，情緒壓力也會造成過胖。但是，很多胖的人說自己「喝水也會胖」，這個就說不通了。水沒有熱量，不會使人發胖。從物質不滅定律的觀點來看，怎麼可能喝水就會胖呢？美國曾於一九九八年做過一項實驗，在肥胖者家中裝置閉路電視，觀察他們一整天的飲食內容，並詳細記錄下來。事後發現，他們記憶中的食物，比實際上吃掉的，少了三分之二。所以說「喝水也會胖」的人，通常是在不知不覺中，吃下許多自己不記得的食物，例如，邊看電視邊吃零食，口渴喝了含糖飲料……等等。

還有就是前面講的認知錯誤的問題。為了減肥不敢吃肥肉，連一點點油都要先用清水過掉，實在矯往過正。其實油具有飽足感，會抑制胃的排空，而且每公克有九大卡，非常耐燒，使肚子比較不會餓。

還有些胖的人是新陳代謝異常：甲狀腺低下或天生就是易胖體質。這有兩個解決方案。一是運動，以提高新陳代謝；二是吃一些可提高新陳代謝的草藥，例如生薑、辣椒等等，皆有此功效。

正確的節食觀念

徹底了解自己的基礎代謝率、正確的飲食比例、總卡路里等，都很重要，可以經由計算，也可由儀器檢測或問卷得知。

澱粉類盡量以升糖指數低的糙米或豆籤為主，取代升糖指數高的白米或麵條，並養成細嚼慢嚥的習慣。由於胃的排空時間為十五分鐘，吃飯應該放輕鬆，慢慢地吃，細細品嘗，每口嚼一二十下。如果狼吞虎嚥，不到十五分鐘就吃下一堆東西的話，胃其實已經飽了，但是飽的指令卻還來不及傳到大腦，所以也不覺得飽，還繼續吃個不停，過量進食的結果當然就是過胖了。

養成敏銳的自覺能力，隨時能感覺肚子的飽脹程度，如果能夠吃對代謝型態的食物比例，使肚子不容易飢餓，每餐控制在七八分飽，多吃纖維質食物，增加飽脹感，餐與餐之間，享受肚子清爽的感覺，每天定時量測體脂，如此，即使沒有計算總卡路里，也能逐漸瘦下來。

附錄一　各類營養素與食物對照表

以下我簡單列出三個表格，把常見的營養素和富含這些營養素的食物，作一個總整理。醣類、蛋白質、脂肪的作用我已在本書有詳細介紹，而維他命、礦物質這類的營養常識頗為普及，我就不多作解說，坊間很多營養書籍都有介紹。

巨量營養素

巨量營養素	食物
醣類（碳水化合物）	白米、糙米、小麥、麵粉、蕎麥、燕麥、黑麥、小米、薏仁、番薯、馬鈴薯、玉米、豆類（米飯、麵條、麵包、饅頭、喜瑞爾、餅乾、蛋糕）
蛋白質	肉類、魚類、貝類、豆類、蛋
脂肪	植物油、魚油、豬油、牛油、奶油、酪梨、椰肉、乳酪、優格、肉類、芝麻、花生、堅果
不水溶性纖維	纖維素：大部分葉菜類與根莖類蔬菜、大部分水果、種子、全穀類、菇類 半纖維素：大部分葉菜類與根莖類蔬菜、大部分水果、種子、全穀類、菇類 木素：根莖類蔬菜、水果 麩皮：米糠、麥麩、全穀類

水溶性纖維	樹膠：燕麥、阿拉伯膠、豆類、薏仁 果膠：蘋果、柑橘的白色內皮、洋蔥、香蕉 黏質：車前子、燕麥、秋葵、榆樹皮、藥蜀葵 洋菜多醣體：洋菜

微量營養素

維他命A（或胡蘿蔔素）	豬肝、牛肝、魚肝油、辣椒、雞肝、胡蘿蔔、綠色葉菜類、芒果、番薯、南瓜、番茄、蛋、海帶、木瓜、哈密瓜
維他命B1	啤酒酵母、小麥胚芽、南瓜子、松子、花生含皮、黃豆、豆類、全穀類、堅果、魚、豬肉、糙米、豌豆、馬鈴薯、燕麥、葡萄乾、螺旋藻、綠色葉菜類
維他命B2	啤酒酵母、牛肝、杏仁、小麥胚芽、野米、香菇、小米、辣椒、黃豆、蛋黃、豆類、綠色葉菜類、堅果、魚、瘦牛肉、牡蠣、全穀類、優格、蘆筍、酪梨、花椰菜、黑糖蜜
維他命B3	啤酒酵母、米糠、麥麩、花生、野米、芝麻、南瓜子、糙米、松子、蕎麥、辣椒、全麥、小麥胚芽、薏仁、杏仁
維他命B5	深海魚、豬肝、牛肝、堅果、豆類、黑麥、全麥、新鮮蔬菜、黑糖蜜、南瓜子、香菇、啤酒酵母、蛋、小麥胚芽、蜂王漿
維他命B6	啤酒酵母、南瓜子、小麥胚芽、蕎麥、豆類、魚、糙米、胡蘿蔔、蛋、南瓜子、堅果、酪梨、香蕉、黑糖蜜、綠色葉菜類
維他命B12	羊肝、貝類、羊腎、牛腎、雞肝、牡蠣、深海魚、羊肉、蛋、瘦牛肉、肉類、乳酪

生物素	腸道中有益菌合成、啤酒酵母、動物內臟
膽鹼	全穀類、豆類、蛋黃
葉酸	啤酒酵母、眉豆、米糠、黃豆、小麥胚芽、牛肝、麥麩、豆類、綠色葉菜類、甜菜、全穀類、花生、薏仁、杏仁、燕麥
肌醇	柑橘類、全穀類、堅果、種子、豆類
維他命C	西印度櫻桃、辣椒、芭樂、紅青椒、芫荽、十字花科蔬菜、檸檬、奇異果、百香果、木瓜、葡萄柚、柳橙、青椒
維他命D	魚類、肝、奶油
維他命E	多元不飽和植物油、種子、堅果、全穀類、酪梨、綠色葉菜類、番茄
維他命K	綠色葉菜類、豆類
硼	蔬菜類、水果
鈣	海帶、綠色葉菜類、啤酒酵母、堅果、南瓜子、蕎麥、芝麻、橄欖、黃豆、花生、水果乾
鉻	啤酒酵母、牛肝、全麥、麥麩、小麥胚芽
銅	牡蠣、堅果、豆類
碘	加碘精鹽、海帶、海鮮
鐵	海帶、啤酒酵母、黑糖蜜、麥麩、牛肝、南瓜子、小米、堅果、肉類
鎂	海帶、麥麩、小麥胚芽、杏仁、腰果、黑糖蜜、啤酒酵母、蕎麥、堅果、豆腐、椰肉、黃豆、糙米、綠色葉菜類
錳	堅果、薏仁、蕎麥、綠色葉菜類、糙米

鉬	小扁豆、菜花、小麥胚芽、糙米、大蒜、燕麥、全麥、堅果
磷	肉類、魚類、蛋、奶
鉀	新鮮蔬菜水果
硒	小麥胚芽、巴西豆、燕麥、全麥、麥麩、薏仁、糙米、大蒜
鋅	新鮮牡蠣、南瓜子、薑、全麥、黑麥、燕麥、堅果

常見的植物營養素

生物類黃酮	柑橘類、莓類、洋蔥、豆類、綠茶、紅酒
葉黃素	綠色花椰菜、芥藍菜、菠菜、深綠色葉菜類、蛋黃、柳橙
茄紅素	熟番茄、芭樂、其他紅色蔬果
肉鹼	動物的腦、肝、腎
硫辛酸	花椰菜、菠菜、動物內臟
CoQ10	動物內臟、酪梨、牛肉、花生、黃豆、菠菜、海鮮
植物固醇	植物油、種子、堅果
檸檬烯	芹菜、檸檬、柳橙、小茴香、迷迭香
辣素	辣椒、薑黃
兒茶素	茶、葡萄、梅、櫻桃、葡萄柚、檸檬、柳橙
OPC	刺莓、黑莓、藍莓、蔓越莓、葡萄、柳橙、檸檬
類薑黃素	薑黃、薑、咖哩

芸香甘	蕎麥
槲黃素	蘋果、莓類、十字花科蔬菜、洋蔥、紅酒、茶、種子、堅果
大豆異黃酮	黃豆、蘋果、豆類、胡蘿蔔、亞麻仁、小扁豆、花生、芝麻、南瓜子、全穀類
蒜素	大蒜、洋蔥
生育醇	蘆筍、酪梨、莓類、深綠色蔬菜、堅果、種子、棕櫚油、番茄、全穀類

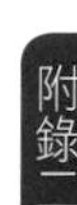

認識酸鹼體質與食物屬性

你聽過體質也有分酸鹼嗎？由於日本西崎弘太郎博士的推廣，台灣人最近二十年普遍聽過酸鹼體質這概念，但對於它的真正道理以及如何檢測，還是一知半解。其實酸鹼性的重要，歐美學者一百年來已經陸續提到，只是不受主流醫學的重視罷了。

主流西醫認為，人體的血液酸鹼值應該保持在ＰＨ七．三五至ＰＨ七．四五之間。平時非常穩定，如果太酸，很容易經由呼吸，把酸性藉由二氧化碳呼出去，在二十分鐘內把酸鹼度調好，也可以經由腎臟裡的五種生理運作，最慢在數小時內，把血液中的過多的酸鹼調到正常範圍。如果動脈血中，ＰＨ小於七．三五就是酸中毒，ＰＨ大於七．四五就是鹼中毒。

那麼，我們俗稱的「酸性體質」到底是怎麼一回事？首先，我們這裡所說的，是組織液的酸鹼度，不是一般西醫所說的動脈血酸鹼度，而是在細胞與細胞之間，那些血管外的空間的酸鹼度。在這裡，組織液與外界的溝通須透過擴散作用，所以調控的速度很慢，如果人體不斷吃下酸性物質，囤積在組織裡，快過於身體排放酸性物質的速度，身體就會偏酸性。其次，我們所謂的酸性體質，指的是組織液小於ＰＨ七．四而言，對ＰＨ七．四而言較偏酸性，而不是真正ＰＨ小於七的酸性。（註：ＰＨ〇－七為酸性，ＰＨ七－

一四為鹼性，ＰＨ七是中性。人體偏弱鹼性，ＰＨ平均值為七．四）。

所以，當我們稱一個人為酸性體質時，我們的意思是他體內的（游離）酸性物質比較多，導致他體內組織液ＰＨ小於七．四。酸性物質有哪些呢？磷、硫、氯這些帶負電的陰離子都是，肉類、精製澱粉含這類物質最多，所以稱之為酸性食物。鹼性物質有哪些呢？鈉、鉀、鈣、鎂、鐵這些帶正電的陽離子都是，大部分蔬菜水果含豐富的礦物質，所以屬於鹼性食物。所以，吃太多肉或白米飯，會使體質變酸，多吃蔬果可以使體質偏鹼，就是這個道理。食物的酸鹼，是指它進入身體以後，會使組織液偏酸或偏鹼而言，所以很多嚐起來是酸味的食物（例如檸檬），在這裡的定義反而是鹼性食物。

酸性體質容易使身體疲累、腰痠背痛、口臭、體味、尿酸沉澱、關節炎、鼻子過敏、皮膚過敏、氣喘、頭痛、骨質疏鬆、抽筋、免疫力低下、癌症。大部分來診所找我看病的人，經我測試，體質都偏酸，難怪有人說「酸性體質是萬病之源」。很多病人經我調整之後，體質回到偏鹼性，身體毛病大大緩解，這也間接證明酸性體質真的很不利於健康。

在臨床上，我會用唾液與尿液來間接探測身體的酸鹼性。我不用動脈血檢查的原因，一是抽動脈血太痛了，病人會受不了，二是動脈血酸鹼度比較穩定，不能反映出身體庫存的酸性物質與鹼性物質的含量。我通常要病人當場吐一點點唾液在小杯子裡、以及到廁所裡收集一些尿液在紙杯裡，隨即我用酸鹼值檢測儀驗出唾液與尿液的酸鹼值，有些人我可以當場判斷他體質的酸鹼，有些人我必須請他吃三天的大魚大肉或其他酸性食物，三天後再來檢測一遍，我才能判斷他真正的酸鹼值。為何有些人要如此麻煩呢？因為，身體在鹼性物質極度匱乏時，也就是身體非常酸性之後，身體會製造「氨」（Ammonia, 阿摩尼亞，PH九．二五）這種強鹼來充當鹼性物質，使初步測驗看起來以為身體偏鹼性，事實上，身體已經頻臨崩潰的極酸狀態。由於詳細的判讀與原理非常複雜，我不在此多講，只是告訴大家，體質酸鹼可以精確檢測，而且隨時可以經由改變飲食而調回正常。我希望大家要多吃蔬果等鹼性食物，而且定期作檢測，保持身體健康。

常見食物酸鹼表

強鹼	中鹼	弱鹼	食物種類	弱酸	中酸	強酸
甜菊	楓糖	粗蜂蜜	甜味劑	精製蜂蜜、黑糖	紅糖、白糖	阿斯巴甜、糖精
檸檬、西瓜、芒果、木瓜	大棗、無花果、葡萄、奇異果、藍莓、蘋果、水梨、葡萄乾	柳橙、香蕉、草莓、櫻桃、鳳梨、水蜜桃、酪梨	水果	李子、零售果汁	大黃的葉子	黑莓、刺莓、蜜棗

海帶、蒟蒻、洋蔥、蔬菜汁、香菜、生菠菜、花椰菜、大蒜	香菇、秋葵、黃瓜、扁豆、甜菜、芹菜、生菜、老薑、義大利脆瓜、番薯	紅蘿蔔、番茄、蘆筍、竹筍、玉米、芥藍菜、茄子、蓮藕、牛蒡、芋頭、豌豆、馬鈴薯皮、橄欖、黃豆、豆腐、紅豆	豆類、蔬菜	煮熟菠菜、蠶豆、長豆	去皮馬鈴薯、白豆、青豆	巧克力
	杏仁	栗子	種子類	南瓜子、葵花子	美洲胡桃、腰果	花生、核桃
橄欖油	亞麻仁油	菜籽油	油	玉米油		
		莧菜籽、小米、野米、藜麥	穀類	發芽小麥、糙米	白米、玉米、蕎麥、燕麥、黑麥	小麥、白麵粉、義大利麵
			肉類	鹿肉、深海魚	火雞、雞、羊、蝦	牛、豬、貝類、魷魚
	母乳	羊乳、乳清	蛋、乳製品	蛋、奶油、優格、生牛乳	蛋黃、高溫殺菌牛乳	乳酪、冰淇淋
花茶	綠茶	薑茶、黑咖啡	飲料	紅茶	啤酒、調味咖啡	汽水、可樂

附錄三

認識寒熱體質與食物屬性

很多人冬天到了喜歡進補，燉個十全大補雞，或吃羊肉爐、薑母鴨之類的熱性補品，其實不是每個人都適合這樣補，你必須先清楚知道自己的體質，選對補品或食物，才不會「越補越大洞」。

中醫在幾千年前，就發現人體與食物都有寒熱的差別，所以，在診斷病症方面，非常強調「陰、陽、表、裡、寒、熱、虛、實」，這叫做中醫診斷的「八綱辨證」。在食物與藥物方面，中醫強調要弄清楚「四氣五味」。所謂的的四氣，就是「寒、涼、溫、熱」。所以說，如果寒性體質的人吃到熱性食物，或者熱性體質的人吃到寒性食物，都會很舒服，身體運作會很平衡；如果吃反了，身體強健的人還耐得住，自己會調節過來，如果有舊疾的人，就會被引發舊疾，如果有病，就不容易治好。兩千多年前，「黃帝內經」就提到，治病與養生的原則是「寒者熱之，熱者寒之」，如果寒者寒之，病必不癒。

從現代醫學的角度來看，寒性體質的人，體內的環磷酸腺苷（cGMP）較高，基礎代謝率（BMR）較低，甲狀腺素可能較低；而熱性體質的人，體內的環磷酸鳥苷（cAMP）較高，基礎代謝率（BMR）較高，甲狀腺素可能較高。在食物或藥物方面，生物鹼分子中的氮原子越多，鈣、鎂、鈉、鉀這些鹼性的礦物質越多，寒性越強，磷、硫、氯越多，熱性越強。其他常見成分，例如甙類、揮發油、單寧、氨基酸、植物色素等等，其中的氫氧基（-OH）與碳碳雙鍵（C=C）越多，寒性越強。

大自然很奧妙，人體的體質有分寒熱，食物屬性也有分寒熱，一般人不必太傷腦筋為何人體或食物會有寒熱的差別，只要弄清楚自己的體質，選對食物來吃，就可以常保健康。根據我的臨床經驗，我發現美國白人約有三〇％屬於寒性體質，但是台灣人約有七〇％屬於寒性體質，大陸北方人約有四〇％屬於寒性體質。所以，體質寒熱與人種和出生地有關，我想可能與自然淘汰有關。因為體質偏寒的人，在亞熱帶氣候比較不易生病，所以容易存活下來，而北方寒冷，體質偏熱的人比較耐寒，所以存活下來。一年的春夏秋冬，也有寒熱之分，一般人也要注意節氣與自己體質之間的關係。例如氣喘病人以寒性居多，在夏天通常很舒服，但一到入冬，就開始發病，所以必須在夏天多培養陽氣，一到立秋，就必須開始注意保暖，一到入冬，就要多食溫熱性食物。

有很多現代女性，由於吃太多油炸物或氫化油，再加上睡眠缺乏與過度操勞，使寒性的內在體質又展現出「陰虛燥熱」的外部症狀，我把這種現象稱之為「火包冰」。通常這種現象要等到更年期才會出現，但現代女性常在二、三十歲，就有這種複雜體質出現。這種體質的人至少占我臨床病人一半以上，以女性居多，治療起來比較複雜，飲食控制也比較嚴格，因為他們既怕冷又怕熱，寒性與熱性食物都不能吃，應以平性食物為主。

寒熱體質問卷

寒性體質		熱性體質	
衣服通常比別人穿得多	3分	衣服通常比別人穿得少	3分
較怕冷	3分	較怕熱	3分
四肢冰冷、背部、大腿、後腦杓、頭頂等部位常發冷	2分	身體、頭頂容易發熱	2分
臉色較蒼白或枯黃	2分	臉色常紅潤或面紅耳赤	2分
膚質屬於乾性皮膚	1分	膚質屬於油性皮膚	1分
較不渴、喜熱飲	1分	常口渴、喜涼飲	1分
鼻涕、痰液、分泌物較清澈	1分	鼻涕、痰液、分泌物較濃稠	1分
尿液較清澈透明、排尿較多	1分	尿液較黃、排尿較少	1分
大便較軟、較稀、較頻繁	1分	大便較硬、較容易便秘	1分
深夜吃涼性食物如西瓜、梨子會拉肚子	2分	吃熱性食物如榴槤、龍眼等會覺得煩躁	2分
有甲狀腺低下的傾向或病史	3分	有甲狀腺亢進的傾向或病史	3分
蓋的被子比別人厚才好睡	2分	蓋的被子比別人薄才好睡	2分
常感倦怠嗜睡	1分	總覺得精力旺盛	1分
情緒平平或低落	1分	情緒亢奮或煩躁	1分
總得分	分	總得分	分

＊寒性體質總得分較高者，為寒性體質；熱性體質總得分較高者，為熱性體質。無法決定的題目可以棄權不答，不列入計分。寒性與熱性兩邊總得分相差小於三者為「平性體質」或「寒熱錯雜體質」。

寒性體質的人，要避免冰飲及寒涼性食物，要多吃熱食及溫熱性食物，平時要注意保暖。熱性體質的人，要少吃溫熱性食物，要多吃寒涼性食物，平時要保持身體涼爽。很多台灣女性屬於寒性體質，但也同時具備「陰虛燥熱」的症候，所以必須同時避免寒性與熱性食物，涼性與溫性食物可以吃一些，但要適可而止，大部分食物應以平性為主。至於有沒有陰虛燥熱，須由有經驗的醫師判斷比較準確。

食物寒熱屬性表

屬性	食物
寒性	●生菜沙拉、白蘿蔔、茼蒿、苦瓜、台灣芹菜、筊白筍、竹筍、生小黃瓜、蘆薈、小麥草、菊花茶 ●椰子汁、西瓜、香瓜、火龍果、水梨、芒果、香瓜、哈密瓜、葡萄柚、柚子、橘子、桑椹、覆盆子 ●螃蟹
涼性	●豆腐、綠豆芽、苜宿芽、冬瓜、胡瓜、絲瓜、空心菜、芥蘭菜、菠菜、榨菜、鮮金針、荸薺、美國芹菜、菠菜、包心菜、小白菜、大白菜、番薯葉、茄子、莧菜、菱角、綠豆、甜菜、綠茶、蘆筍、百合、蓮藕、海帶、髮菜、牛蒡 ●番茄、香蕉、奇異果、百香果、檸檬、水蜜桃、蓮霧、楊桃、櫻桃、草莓、木瓜、枇杷、蔓越莓、柿子、李子、鳳梨、甘蔗、蜂蜜、羅漢果、愛玉、仙草 ●鴨肉、鵝肉、兔肉、青蛙、烏賊、海蜇皮、蜆、蛤、螺、鱉

平性	溫性	熱性
●黃豆芽、香菇、金針乾、木耳、芋頭、玉米、番薯、薏仁、豌豆、扁豆、紅蘿蔔、秋葵、蓮子、山藥、蕎麥、麵粉、南瓜 ●芭樂、蘋果、葡萄、柳丁、烏龍茶 ●海參、豬肉、雞肉、魚肉	●水煮花生、韭菜、芫荽、九層塔、黃豆、納豆、洋蔥、馬鈴薯、紫蘇、酸梅 ●釋迦、黑芝麻、葵花子、南瓜子、松子、普洱茶、糯米、酒釀、紅棗、糖炒栗子、黑糖 ●羊肉、牛肉、鹿肉、蝦、鱔魚	●薑、蔥、蒜、辣椒、胡椒、花椒、肉桂、小茴香、八角、龍眼、荔枝、炒花生、烤花生、烤胡桃仁、烤杏仁 ●榴槤、酪梨、椰子肉、巧克力、可可亞、咖哩 ●麻油雞、羊肉爐、薑母鴨、十全大補湯

附錄四

怎樣吃讓寶寶最健康？

美國小兒科學院建議，母乳最少應餵食六個月，而且是唯一的飲食來源。而美國自然醫學醫師則鼓勵母親至少應餵母乳一年。但從六個月開始到一歲之間，除了母乳，還可餵寶寶吃其他副食品。

餵食母乳的優點

吃母乳、餵母乳的好處多不勝數，以下是幾個重點。

一、母乳中含有母親的抗體。小嬰兒的免疫力幾乎是零，容易生病，如果有了抗體，就可抵抗病毒，使身體不易生病。例如感冒，媽媽的體內擁有各式各樣感冒的抗體，這些抗體透過胎盤與母乳給了寶寶，寶寶就會變得強壯安全，足以抵擋各種感冒的病毒。當然，抗體有些也是對抗過敏原，所以如果媽媽本來就對灰塵過敏的話，生出來的寶寶也會對灰塵過敏。因為這個對灰塵過敏的抗體，也是來自母體。

二、吃母奶的寶寶，比較不容易罹患過敏、中耳炎、上呼吸道感染、異位性皮膚炎、自體免疫疾病、氣喘、腸胃問題、敗血症、腦膜炎、嬰兒猝死症……等，長大後得糖尿病、高血壓與自體免疫疾病的機率也低很多。這些都有統計資料可以佐證。

要特別強調的是，吃母奶可預防氣喘，而相對的，喝牛奶的寶寶就容易有氣喘，尤其四個月內就喝牛奶的寶寶，六歲以內罹患氣喘的比例明顯增高。

三、吃母奶的寶寶，對於打預防針之後的反應也比較正常，也就是比較不會有發燒或其他不舒服的異狀產生。

四、吃母奶的寶寶ＩＱ比較高。母乳中含有大量乳清蛋白，是大腦所需的成分。所以喝母奶的寶寶頭好壯壯，比喝牛奶的寶寶更聰明伶俐，死亡率也降低十倍之多。美國最常發生的嬰兒猝死症，多是喝牛奶與毒素所引起。因為抵抗力差、生命力弱，稍微翻不過身，一下子呼吸不順，就死掉了。若是喝母奶的寶寶，身材結實不虛胖，身手矯健，在這種情況下，也許掙扎一下就醒過來了。

五、母親的子宮在懷孕階段會被胎兒撐大，生產後若能親自哺乳，媽媽就能藉由寶寶吸奶的動作，促使母體分泌催產素（Oxytocin），以刺激子宮收縮。而且可幫助母體很快止血，母親也不容易得卵巢癌、乳癌、骨質疏鬆等等，還有避孕的效果。由於哺乳時期沒有月經，如果嬰兒吃母奶吃很久的話，媽媽的月經會恢復的比較晚，體重也能較快降到懷孕前的標準。

六、培養良好的親子關係。因為方便餵食，出門不用帶著奶瓶奶粉一大堆瓶瓶罐罐的東西，也不用消毒、不用花錢，隨時隨地想喝就喝，非常環保。

當然，如果媽媽服了西藥，或者罹患了某些稀有疾病的時候，例如愛滋病，就不能餵寶寶吃母奶了。

如何補充嬰兒食物？

到底什麼時候可以開始給寶貝吃副食品？英文叫做 Food Introduction，意思就是什麼時候可以開始「介紹」食物給寶寶呢？原則上六個月以後就可以開始吃了。六個月前的寶寶因為免疫系統還沒發育完全，對很多東西都容易過敏，如果過早吃的話，會刺激到免疫系統，產生問題。我打個比方，你會讓一歲不到的寶寶去練舉重或跑步嗎？當然不會。因為他的肌肉骨骼會受傷。跑步也不可能，因為骨骼發育尚未成熟，連站都站不穩，做這些動作都很容易受傷。

同樣的道理，寶寶的免疫系統尚未發育成熟之際，也不能給他們吃容易過敏的東西，這時的消化道也不完整，所以只能消化母奶。而六個月後的寶寶，開始對母奶以外的食物開始感興趣，可以坐起來一段時間，也開始長乳牙了。餵他吃東西時，也不再像以前那樣一下子就吐出來了，因為此時舌頭的推擠反射（Thrust Reflex）已消失。感興趣、坐立、長乳牙、推舌反射消退，這些種種跡象都在告訴母親，嬰兒可以開始吃東西了。

那麼該讓寶寶吃些什麼？請記住，一次只能「介紹」一種副食品，要持續吃一個星期，觀察寶寶是否出現任何過敏的反應：淚水汪汪、皮膚起紅疹、鼻塞、流鼻涕、打噴嚏、腹瀉、便祕、氣喘、咳嗽、呼吸有聲音、黑眼圈、中耳炎，或變得好動或疲倦⋯⋯，若有這些反應，就應停止餵食該項食品。

該給寶寶吃哪些東西？

一歲以內的寶寶最好只吃素食，一歲以後再開始吃肉。原因是肉類的蛋白質比較多，比較容易引起過敏。寶寶的免疫系統需要三年才發育完整，所以越容易干擾免疫系統的食物要越晚吃，這是選用嬰兒副食品的基本原則。

六到九個月大的寶寶，可以吃點水果泥與磨成泥狀的根莖類和瓜類，例如新鮮蘋果泥、煮得很軟的有機紅蘿蔔磨成泥。九個月以上的則可吃豌豆、木瓜、白米、稀飯、燕麥粥……。會過敏的食物通常是蛋白質食物，九個月大之前要避免蛋白質食物，所以九個月大的寶寶，可以開始接觸一點點蛋白質的東西了。一歲大以後，可以開始吃豆腐、酪梨、羊奶、糙米飯……。一歲半的時候，比較不會過敏的肉類，如雞肉、羊肉、魚肉（含重金屬多的鮪魚除外），可以慢慢嘗試了。二十一個月時，則可吃豆奶、酵母、小麥和蛋（容易過敏的食物開始介入了）。到了兩、三歲以後，就可以吃比較容易引起過敏的東西，例如鴨肉、貝類、花生、玉米、乳酪……。以上的食物都以有機無毒為選擇標準。

附錄五

神奇的植物營養素

植物的根莖葉裡有許多天然物質，我們稱為「植物化合物」（Phytochemicals），其中對人體有營養的，我們稱之為「植物營養素」（Phytonutrients）。植物營養素的種類有數千，甚至上萬種之多。一般植物的顏色、風味與抗病力，其實都來自於這些營養素的作用。通常一般人的認知包括：吃番茄可以攝取茄紅素、吃奇異果可補充維他命C、吃什麼可以補什麼等等，其實是很膚淺的講法。光是番茄一種，據估計就包含有一萬種的植物營養素，這些才是發揮它真正功能的地方。以前大家說番茄含維他命C，後來又流行說番茄含茄紅素，其實蔬果的植物營養素多得不得了，好處超乎你我想像。

番茄是非常特別的食物，生吃或熟食都各具風味與營養價值。想補充維他命C就生吃，想吃茄紅素就熟食，兩種吃法都很健康、很營養。但番茄與茄子、馬鈴薯一樣同屬茄科類植物，未熟成時皆有毒，所以發了芽的馬鈴薯有毒，顏色尚未轉紅的番茄也同樣有毒、不能吃，但台灣特殊品種綠番茄則不在此列。

芭樂和番茄可說是台灣最好的兩種水果，土芭樂與土番茄的營養價值更高。二者都具有穩定血糖的作用，糖尿病患者不妨多吃。

植物營養素的分類

Class	Subclass	Type
萜Terpene/Isoterpene	類胡蘿蔔素 Carotenoids	胡蘿蔔素 Carotenes 葉黃素 Xanthophylls
	單萜 Monoterpenes	類檸檬素 Limonoids α- 蒎烯 Alpha-pinene 辣椒素 Capsaicin
	雙萜 Diterpenes	胡蘿蔔醇 Carosol 銀杏配糖體 Ginkgolides
	植物固醇 Phytosterols	
	三萜Triterpenes/ Triterpenoids	
多酚 Phenols/Polyphenols	類黃酮 Flavonoids	單寧 Tanins 類薑黃素 Curcuminoids 黃酮 Flavones 黃酮酯 Flavonols
	異黃酮 Isoflavones 植物雌激素 phytoestrogens	香豆素 Coumarin 木質素異黃酮 Daidzein 金雀異黃酮 Genistein 木酚素 Lignan
硫醇 Thiols	烯丙基硫化物 Allylic Sulfides	蒜素 Allicin S 烯丙基半胱氨酸 S-Allyl Cysteine
	硫配糖體 Glucosinolates	雙硫氫酸鹽 Dithiolthiones 異硫氫酸鹽 Isothiocyanates
	吲 Indoles	
	生育素 Tocopherols and Tocotrienols	

附錄六

我的健康飲食標準

一、必須先了解各種巨量營養素與微量營養素的種類與作用。

二、用餐時，務必保持愉快的心情，如此交感神經放鬆、副交感神經起來，副交感神經一起來，腸胃道則開始蠕動與消化。用餐時最好不要邊吃飯邊看電視或邊工作，因為如此交感神經不易放鬆，為了趕著上班而囫圇吞棗的把飯菜吃完，也是很不健康的習慣。

三、盡可能吃越新鮮、越少加工的東西越好，當地、當季、越天然環保、越完整的東西也越好。

四、盡可能每一天的每一餐都有新鮮蔬果，約佔一半的量為佳。而且勇於嘗試新鮮的食材，充分享受吃東西的樂趣。

五、烹飪方式的優劣，從最好到最壞的方式分別是：生吃涼拌、蒸、水煮、滷、烤、炒、煎、炸。所以基本上就是油的問題。每餐都要有蔬菜。蛋白質的比例要正確。

六、避開壞油與甜食，切莫養成吃甜食的習慣。避開一切奶製品，尤其是高溫殺菌過後的奶製品。

七、蔬果最好買有機的，要不然自己種，以避免吃到化肥、農藥與人工添加物。

八、咖啡少喝，吃天然代糖，甜菊優於木糖醇和山梨醇，木糖醇和山梨醇優於純蜂蜜，純蜂蜜優於黑糖，黑糖優於紅糖、砂糖，紅糖和砂糖又優於精糖，精糖則優於阿斯巴甜。

九、只吃粗食，不吃精製食品。只吃好零食，不吃壞零食。使用海鹽、岩鹽、礦鹽，不用精鹽。

十、每天喝二千C.C.的水，夏天多一點，冬天少一點。

十一、炒菜油炸時，只選用耐高溫的好油。適度使用營養補充品，避免汽水、可樂、甜飲料與油炸物。不抽菸、不喝酒。

十二、雞鴨豬牛各種肉類在烹調前，先切塊或切片，用沸水川燙，以去除多餘之人工激素與人工抗生素之殘留。

十三、每餐七分飽。琉球人說「肚八分」，也是這個意思。

十四、晚餐勿過飽，距離上床時間至少三小時以上。

十五、不用微波爐加熱，因為微波震盪會改變食物或藥物的物理結構。

十六、不吃冰品，因為冰品接近攝氏零度，一吞到三十七度的體內，會立即使食道、氣管收縮，局部交感神經、迷走神經、食道神經叢因此而紊亂，長久下來，容易引起一系列胸腹腔甚至骨盆腔的器官運作失調。寒性體質的人反應更加明顯。

十七、如果吃不到足量的有機蔬果，必須補充高品質的天然營養品。

十八、其餘請參考第六二頁的「我的飲食大公開」。

謹記在心的食物簡表

不能碰的食物	氫化油、精製油、成分不明或不佳的糕餅麵包
盡量避免的食物	精糖、咖啡、糖果、零食、餅乾、甜食、氧化油、味精、人工代糖
每餐該有的食物	●20~35%蛋白質、20~30%脂肪、35~40%澱粉（營養學的熱量計算法） ●25％新鮮蔬菜、25％新鮮水果、25％蛋白質食物（魚、肉、豆、蛋）、25％粗糙澱粉（糙米、五穀米）、油質則散佈在蔬菜與蛋白質食物中以及另外補充（陳博士目測法）
盡情享用的食物	有機新鮮蔬果、纖維、潔淨水

附錄七

要吃得對，先培養敏銳的感官

自覺能力的自我評估

先蒙起眼睛，然後測試自己是否能用口鼻感官，清楚分辨以下物質的氣味之差異：

一、蒸餾水、自來水、過濾後的自來水、純水、山泉水
二、硬水、軟水
三、曬過太陽的瓶裝水中的塑膠味
四、有機紅蘿蔔的甜味與化肥餵大的紅蘿蔔的臭蟲味
五、有機蘋果與芭樂的香甜味與化肥餵大的人工怪味
六、一般醬油的防腐劑味道
七、水果乾、豆乾、蜜餞、酸梅上防腐劑的味道
八、植物油經過高溫氧化以後與新鮮時的差異
九、新鮮薏仁與薏仁放太久的油騷味
十、殘留在衣服上微量洗衣粉的味道
十一、距離五公分，新買衣服或寢具上甲醛的味道

十二、打開櫃子，聞得出來是哪一種木材的原味或甲醛或黴菌的味道

十三、掃地時，或剛下雨時，灰塵的味道

十四、草坪噴過除草劑或房間噴過殺蟲劑一個月後的殘留味道

十五、隨便翻開三本舊書，距離五公分，清楚分辨每本書紙張氣味的差別

十六、新鮮芒果與芒果切開後室溫下放了六小時以後的差別

十七、現煮麵條與麵條冷卻後又加熱的差別

十八、中藥湯冷卻後，用微波加熱與鍋子煮熱之後口味的差異

十九、喝一口甜飲料，分辨出裡面加的是白糖、黑糖、冬瓜糖、阿斯巴甜、木糖醇或甜菊

二十、化學醋與釀造醋的差別

二十一、吃出菜餚是否加了味精

二十二、距離一公尺和同事講話，你是否聞得出來他今天早上抽過菸？

二十三、你如果常出差或旅行，是否一走出機場，就明顯聞出每個城市不同的味道，例如夏天美國聖荷西的乾草味、桃園的悶濕與汽車味、七月桂林的桂花清香、秋天北京的煤腥味、西雅圖的清新與淡淡的黴味、高雄的工業廢氣、以及紐約地鐵的燒煤味

二十四、你是否經常是第一個發現飯桌上食物已變味或有蟲的人？還是總是後知後覺的那一個人？

神經大條是通病

俗話說「病從口入」，上帝造五官，就是要讓每個人分辨清楚週遭的事物，例如鼻子與舌頭的任務之一就在分辨食物的好壞。在健康敏銳的狀態，每個人要有能力分辨上述八〇%以上的味道。很可惜，根據我的訪查，台北人約有九〇%無法達到上述標準。

為何大部分的現代人喪失這種天賦本能呢？原因之一是疏忽，不懂得細心使用感官，神經比較大條，吃東西囫圇吞棗，食物還沒細細品嘗已經倉卒下肚。很多食物中毒，就是這樣引起。

另一個主要原因是體內毒素太多，覆蓋了應有的本能，使人的感官變遲鈍，不知不覺中吃下許多對人體有害的東西卻渾然不知。吃下的毒素越多，感官就變得越遲鈍，越遲鈍就越不會辨別毒素，如此形成一種惡性循環。抽菸就是一個例子。任何人第一次聞到菸味都不會喜歡，甚至打噴嚏或咳嗽，但抽習慣之後，就不以為意，因為感官變鈍了。

如何改善感官敏銳度

第一個方法，可以藉由訓練改善。在台灣，我常告訴我的病人，去買一顆有機的芭樂，再買一顆一般化肥種大的芭樂，左一口右一口比較兩者的差異。在西雅圖，我就要他們買蘋果來試，因為華盛頓州盛產蘋果，記得要買同一個品種來比較才客觀，例如五爪蘋果。最近，我開始提倡一個新方法，教大家倒四五杯不同來源的水，慢慢品嘗其中的差異，慢慢訓練後口感會變得比較敏銳。其實，前面問卷中大部分的題目都可以拿來當訓練項目。

如果是第二個原因，就非徹底排毒不可。這個問題比較複雜，台灣的毒素又比歐美嚴重，如何徹底排毒，以後有機會再詳述。許多人經過排毒或斷食過後，口味的喜好會有明顯的轉變，例如喜歡甜食或乳製品的人，覺得那些原本超愛的味道卻變得很噁心，反而現在比較喜歡有機水果或蔬菜五穀雜糧原始的味道。這是因為毒素排出後，身體比較清爽，恢復了正常的好惡。

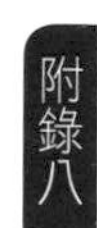

附錄八 為什麼要寫飲食日記？

為什麼要寫飲食日記？主要是給自然醫學醫師或營養師評估你的飲食情況，因為用說的不夠客觀。現在有些電腦軟體非常方便，只要輸入吃的東西，就會自動算出營養比例。飲食日記記錄的內容，包括日期、時間、食物名稱，缺一不可。

一、詳細的飲食內容。吃了什麼？吃了多少？盡可能把量記錄得越清楚越具體越好。

二、進食前後的情緒如何？有何體能上的變化？例如吃之前早已餓得手腳發軟、頭皮發麻、脾氣暴躁，或者實在是嘴饞或無聊才去吃零食？或是月經來了，很想吃吃巧克力或糖果？各項細節能描述得越詳細越好。而且包括正餐、零食、點心、宵夜，不管吃什麼都要記錄下來，這樣才能清楚知道自己到底吃了什麼東西，以及為什麼要吃這些東西。

三、腸胃或排便的情形也要注意，是否有腹脹、消化不良、腹瀉、便秘、痔瘡出血或其他異狀。

四、每天做了多少運動？做了什麼運動？什麼時候做？也都得一併了解。

附錄九

什麼是自然醫學？

多年以前，正當我準備去唸巴斯帝爾大學之前，我興沖沖告訴美國同事我要去唸「自然醫學」，結果十個人有九個問我，什麼是自然醫學？如今，一樣在西雅圖，你如果走在街上問十個人，大概有九個人會知道什麼是自然醫學。台灣的情況，比十年前的西雅圖對自然醫學還要陌生，甚至充滿誤解，因此，我覺得有必要介紹一下，到底什麼是自然醫學。

自然醫學的歷史

自然醫學（Naturopathic Medicine）不是中醫，也不是民俗療法，它是美國正統醫學的一支，擁有悠久的歷史。歐美數千年來所使用的醫學，就是自然醫學，它在西元一八九五年左右，在路斯特醫師（Benedict Lust, MD）的倡導之下，從西醫分歧出來。兩種醫學意見分歧的原因在於看待疾病的角度不同。自然醫學主張運用天然無害的方法來治療病人，現代的主流西醫，則主張以激進的人工藥物與手術來治療病人。

很多人以為現代西醫已經有長遠的歷史，其實這是錯誤的觀念，現在大家在醫院和診所裡看到的西醫，實際上只有一百多年的歷史，是在十八世紀末與傳統的西醫（也就是傳統的自然醫學）劃清界線後，逐漸發展而成。不信的話，你去看看一百多年前的哈佛大學與史丹福大學，當時這兩所大學的醫學院課程，不是現代醫學的課程，而是自然醫學的課程。現代的西醫為何會變成主流醫學呢？這是因為二次大戰前後，抗生素的發明，使手術成功率大為提升；類固醇的發明，使許多疾病迅速被控制，從那時候開始，化學製藥業蓬勃發展，美國人因此自信滿滿，認為借用現代科技可以在一百年內消滅人類所有疾病。

自然醫學從一八九五年分家之後，曾經一度蓬勃發展，在一九二〇年左右，在全美有二十六家醫學院，而且有好幾家醫院，巔峰時期曾經有一萬多名醫師。然而，就是由於抗生素與類固醇的發明，使美國民眾迅速放棄療效緩慢的自然醫學，轉而投靠立竿見影的現代西醫，自然醫學因此迅速衰退，醫院與醫學院曾經一度全部關閉。幸好一九五六年在奧勒岡州的波特蘭又重新開了一家自然醫學的醫學院。隨後，隨著慢性病逐漸氾濫，現代西醫控制不了，民眾對主流西醫漸漸失去信心，轉而又對自然醫學產生興趣，北美的自然醫學院於是陸續開張，目前已達六家之多。

自然醫學的定義和發展

凡是使用天然無害的方法來治療疾病，就是自然醫學。廣義的自然醫學包含一切各種天然的療法與醫學，包含數千年歷史之久的歐洲醫學、中國醫學、印度醫學。狹義的自然醫學則是指北美發展一百多年來的自然醫學，經由合格的醫學院訓練出來的醫師所從業的醫療行為。

美國勞工局對自然醫學的定義如下：自然醫學是一門獨立的基礎醫療體系。它是一種藝術、科學、哲理、也是一種臨床實務。自然醫學可用於診斷、治療、與預防疾病。自然醫學與其他醫學不同之處，在於其看待健康與疾病的原則不同。隨著科學的發展，所秉持的原則也不斷在演進當中。使用的治療方法深受基本原則所影響，每人最適合哪一種療法也因此有所不同。自然醫學醫師是基礎醫療醫師，臨床治療技術涵蓋廣泛，可包括現代與傳統、實證科學與經驗科學的各種方法。

全世界的自然療法（自然醫學）雖然都在蓬勃發展，但發展的方向與層級卻有所不同。世界上每個國家幾乎都有自己的自然療法，有點類似台灣的民俗療法，在民間隨著街坊流傳，不須上醫學院，也不必有執照。英國、澳洲、德國等國家有自然療法學校，提供學士學位的教育訓練，畢業後從事諮詢服務，但並不具備診斷或開藥的醫師權利，充其量可稱為自然療法諮詢師（Advisor 或 Consultant）。在美國與加拿大的自然醫學訓練是全世界最高等的，與一般主流醫學院一樣屬於學士後醫學系，必須經過嚴格的醫師訓練以及多階段的醫師執照考試，畢業後授與自然醫學博士學位（Doctor of Naturopathic Medicine, ND），考上全國性執照後可申請或考取州政府的自然醫學醫師執照（Naturopathic Physician 或 Naturopathic Doctor, ND）。由於層級不同，在英國或澳洲拿的自然醫學學位並不能參加美國的醫師執照考試。另外值得注意的是，由於美國是自由國家，人人可以辦大學，因此函授學校很多，目前至少有十家大學提供函授的自然醫學博士學位，這類的函授學位通常不具法律效力，不能考執照考試，也不能從事醫療行為。很多台灣人士要繳學費之前要先查清楚你要唸的學校是不是台灣教育部認可的大學，拿到文憑後可以做什麼，才不會空歡喜一場。

美國的自然醫學教育訓練

自然醫學醫師（Naturopathic Physician）必須接受醫預科四年與醫學院四至五年總共至少八年的醫學教育。醫學院的前兩年，修習基礎醫學科目，後兩年修習臨床醫學科目，見習從一年級開始，實習從二年級開始，隨著年級增加而責任加重。必修的科目包括解剖學、組織學、胚胎學、生理學、神經學、生物化學、基因諮商學、研究方法學、印度醫學概論、中醫學概論、水療學、植物醫學、醫師自癒學、病理學、免疫學、同類療法學、臨床體檢診斷學、症狀症候學、臨床實驗室診斷學、心理諮商學、營養評估學、營養學、藥理學、疾病感染學、臨床應用學、脊椎調整學、植物辨認學、自然生產學、環境醫學、公共衛生學、個案分析與管理學、心理評估學、飲食與營養治療學、自然醫學哲理學、婦產科學、小兒科學、上癮疾病學、開業管理學、家庭醫學、心肺科學、小型手術學、醫療處置學、臨床處方學、放射線解釋學、影像診斷學、骨科學、老人科學、腸胃科學、耳鼻喉科學、內分泌學、進階治療學、內臟調整學、嬰兒母親營養學、醫學倫理學、皮膚科學、臨床演化學、風濕科學、運動醫學、神經科學、泌尿科學、腫瘤科學、臨床實習……等等。此外，還有許多選修學分。我在巴斯帝爾大學總共修了三百二十四．五個學分，比一般醫學院的兩百多個學分多出很多。有些美國的碩士只要三十個學分就可以畢業，如果這樣換算的話，我差不多唸了十個碩士了。

二年級升三年級以及畢業時，必須參加兩階段的執照考試，全部的科目都要及格才能取得自然醫學醫師執照，如果不及格，一輩子只有三次重考機會。州政府授與醫師執照，享有醫師的權利，能夠合法診斷與治療病人，診斷的工具除了一般西醫的方法之外，例如徒手身體檢查、血液報告、X光、超音波、心電圖、電腦斷層掃瞄、核磁共振圖譜……等等，也常使用自然醫學特有的檢查方法，這些方法通常西醫與中醫都沒見過。

怎麼治病呢？自然醫學使用的醫療方法包含天然藥物、營養補充品、飲食與生活型態的調整、物理治療、水療、電療、脊椎調整、同類療法、心理諮詢、自然生產、小型手術……等等。少數自然醫學的醫師另外接受一至三年不等的中醫藥訓練，可同時具備中藥師資格與針灸師執照。

什麼是天然藥物？

舉凡自然界存在的成分，不管在植物、動物或礦物中，只要有藥效，就可做成天然藥物，副作用會比人工合成的西藥低很多。自然醫學醫師常用的天然藥物，包括數百種歐美草藥、中草藥、動植物營養素、天然荷爾蒙……等等。給藥的方式，有膠囊、錠劑、酊劑、針劑、藥茶、粉末、乳液、蒸氣……等等。天然藥物與人工藥物最大的差別，在於保留許多天然的其他成份，而有制衡的作用，使得藥物的副作用大大降低。台灣民眾與醫師對此一領域還相當陌生。但是，隨著時代的進步，以及人類的健康，未來許多人工藥物勢必會被天然藥物取代。

北美自然醫學院現況

目前在北美共有六家自然醫學院，四家在美國，兩家在加拿大，他們的網頁分別為www.bastyr.edu、www.ncnm.edu、www.scnm.edu、www.bridgeport.edu、www.ccnm.edu、www.binm.org，有興趣的讀者可上網查詢，如果不是這六家學校，就屬於函授學校。如果想更進一步了解正統美國自然醫學的資訊，可拜訪美國自然醫學醫師學會（AANP）的網站www.naturopathic.org.。

在這六家醫學院當中，巴斯帝爾大學（Bastyr University）由於師生素質優良，畢業生考取醫師執照的比例一直領先其他學校，而且對於提升自然醫學的專業水準不遺餘力，頗有貢獻，而素有「自然醫學的哈佛大學」之稱。曾經有人質疑，唸自然醫學的學生素質是否比一般醫學生差，或是自然醫學院的教育水準是否比一般醫學院差，為了解實況，二○○二年巴斯帝爾大學與鄰近的華盛頓大學，曾讓兩校醫學院學生考同樣的解剖學期末考試題，結果證明巴斯帝爾大學的學生分數比較高，不管是學生素質或師資，並不輸給一般西醫的醫學院。

根據我的親身體會，我有很多同班同學真是絕頂聰明，過目不忘，思緒清晰。巴斯帝爾大學四年的醫學課程，非常緊湊，很像台灣高三學生準備考大學的用功程度，每天早出晚歸，回家後繼續挑燈夜戰，準備隔天的考試或寫報告。不過辛苦是值得的，四年之後，整個頭腦的知識架構與推理思考大幅提升。國外的醫學教育注重理解力與推理的連貫性，與國內教育注重記憶非常不同，比較會有創意與新的突破。

自然醫學的六大特色

我經常被問起自然醫學與一般西醫有何不同，以下是官方的解釋：

一、選擇較無傷害性的醫療方式（First Do No Harm）：

自然醫學採用天然藥物或方法來治病或診斷，例如精確選用歐美草藥、同類療法製劑、高劑量天然營養素、肌肉骨骼調整、針灸、飲食與生活型態調整、身心運動（Body-Mind Exercise）來協助身體痊癒，以避免產生副作用。盡量不用壓抑的療法來壓抑症狀，而用疏導的方法協助身體康復。因此非不得已，盡量不使用人工抗生素、類固醇、合成藥物、放化療以及大手術。在診斷與治療過程當中，尊重以及刺激身體原有的自癒力，因為如果自癒力被漠視，痊癒就會有障礙。

二、強調人體的自癒力（Healing Power of Nature）：

善用人體與生俱來、而且有高度智慧的自癒力，移除會干擾自癒力的事物，使用天然方法促進自癒力的療癒過程，使身體運作正常，並且恢復健康。

三、在疾病先兆期即診斷出來並治療（Prevention）：

自然醫學重視平日的預防，藉由正確飲食、生活型態以及適當的運動，使身體保持在最佳狀態。定期拜訪自然醫學醫師，檢查身體的潛在跡象，一旦發現任何疾病的前兆，即馬上診斷與開始治療。雖然一般西醫也講預防，但自然醫學的預防，遠比一般西醫積極而且有效率，決不會空空等待，等到形成糖尿病、心臟病、腎臟病以後才治療。

四、教育病人如何保持健康（Doctor As Teacher）：

醫師（Doctor）的拉丁文（Docere）原意是「老師」。所以，醫師必須要循序善誘，教導病人生病的原因、痊癒的方法，並且要讓病人知道，身體要恢復健康，病人自己要擔負起責任，自我改變，而非只是完全靠醫師開藥。

五、找出真正病因（Identify and Treat the Cause）：

自然醫學不在於壓抑身體不適的症狀，例如頭痛、咳嗽、過敏，更重要的是在找出疾病的根源，以求徹底解決問題，使身體恢復健康。自然醫學認為的病因定義與一般西醫不同。一般西醫受還原主義（Reductionism）的影響，認為病因必須是單一且不可再分割，例如病毒、細菌、腫瘤……，但是自然醫學認為病因可以是複雜性的，例如免疫力低下、睡眠缺乏、多重過敏、飲食錯誤……等等。舉例說明，一個人傷風感冒，一般西醫認為是病毒感染，治法是殺病毒（但是又沒有什麼西藥可以殺病毒，於是開抗生素殺細菌）；但自然醫學認為是免疫力低下所致，治法是調節免疫力（西醫幾乎沒有什麼辦法可以提升免疫力，自然醫學卻有一籮筐的療法可以用）。

六、身心靈的全人醫療（Treat the Whole Person）：

自然醫學認為人的身、心、靈是不可分割的一個整體。一個人的健康，受到生理、情緒、精神、基因、環境與社會文化等等多重因素的交互影響。醫師在診斷與治療一個人的健康時，必須面面俱到，考慮到每個層面，以及其相互關係，而非把人做武斷性的切割。

二十一世紀最有潛力的醫療專業

美國是現代自然醫學發展的始祖，也是現今全世界各層級的自然醫學發展的龍頭老大，美國已經有越來越多州合法頒發自然醫學的醫師執照。在我所執業的華盛頓州，大部分醫療保險都有給付自然醫學的看診費用。精打細算的保險公司經過仔細評估後發現，自然醫學對於慢性病比一般西醫更具療效，也更省錢，因此樂意給付自然醫學的看診費用。民眾可以選擇自然醫學醫師擔任他的基礎醫療醫師（Primary Care Provider, PCP。類似家庭醫師的角色），為全家人的健康把關，可免除人工藥物的副作用之苦。以巴斯帝爾大學帶頭的自然醫學學府，已經漸漸與主流西醫開始友善交流。在大西雅圖地區，有數十間公私立的診所內，同時有MD（一般西醫）與ND（自然醫學醫師）攜手合作一起診療病人。病人可依自己喜好選擇哪一種醫師，而MD和ND也會適時地依病情需要將病人轉介給對方。自然醫學醫師能夠正確診斷病人，在有必要時，就像一般家庭醫師一樣，也會適時轉介病人給其他專科醫師或醫院。目前在大西雅圖地區，已經建立良好的轉診系統，各種醫療專業合作愉快。

種種跡象顯示，自然醫學自從三十年前復甦以來，目前已漸漸受美國民眾、政府、保險業者、醫療同行的肯定，隨著時代的進步，日後一定成為主流醫學的中流砥柱。目前散佈在全世界，拿到正統美國自然醫學博士資格的台灣人，沒有幾位，屈指可數，但是需求量卻是非常龐大。我希望台灣的莘莘學子，有心要出國留學，不妨攻讀自然醫學，因為這真的是一門可以造福全人類的醫學，學成後可以回國造福台灣同胞。我也希望政府與私人財團，提供獎學金給經濟拮据的優秀青年出國攻讀自然醫學，因為國外的學雜費不便宜，動輒數百萬新台幣。我也希望衛生署能參考美國教育與法規的最新發展，給拿到美國自然醫學博士正規學位的人考取台灣的醫師資格，或是在醫學院裡成立自然醫學系，這樣才是保障全民的健康，也才不會把優秀人才隔絕於海外。

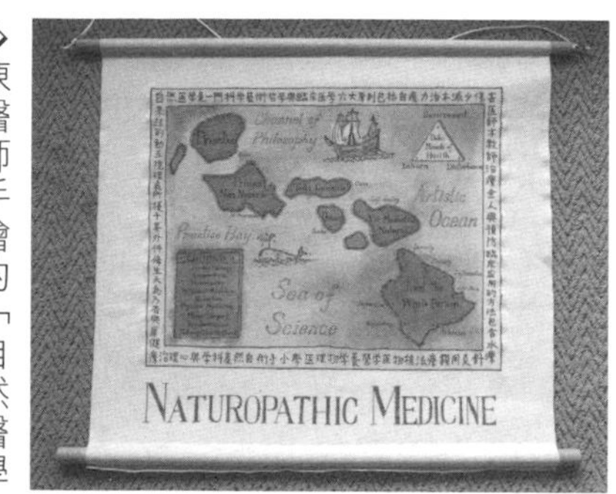

➩陳醫師手繪的「自然醫學概念簡介圖」

Bastyr University
School of Naturopathic Medicine
Chun-Hsu James Chen
➩巴斯帝爾大學頒給陳醫師的自然醫學博士證書

The State of Washington
DEPARTMENT OF HEALTH
It is hereby certified that Chun-Hsu Chen
has satisfactorily complied with and completed the statutory requirements set forth in title 18 revised code of Washington to engage in the practice of
Naturopathic Physician
and is hereby authorized, empowered and granted the right to engage in that practice within the State of Washington subject to the state laws.
➩陳醫師領有美國華盛頓州自然醫學醫師執照

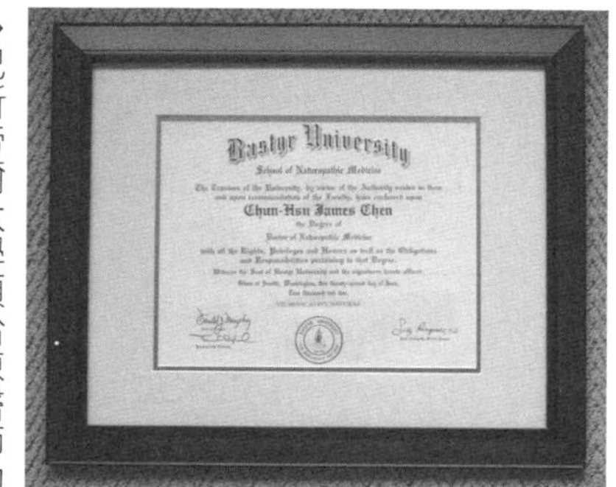

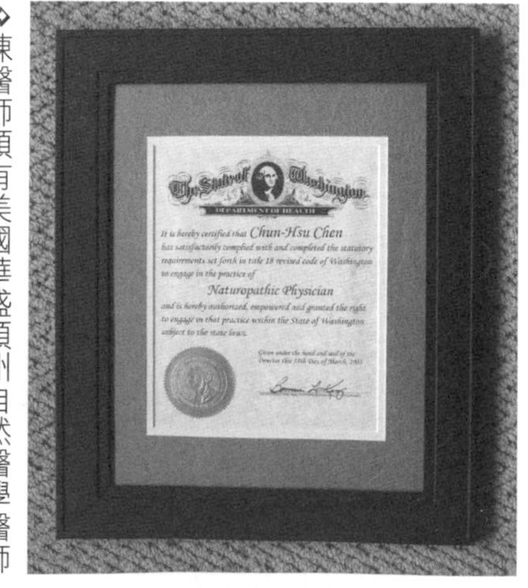

索 引

十一至十五劃

十六劃以上

主要參考書目

- Cotran RS, Kumar V, Collins T, *Robins Pathologic Basis of Disease*, 6th Ed, WB Saunders, 1999
- Abbas AK et al, *Cellular and Molecular Immunology*, 3rd Ed, WB Saunders, 1997
- Brody et al, *Human Pharmacology: Molecular to Clinical*, 3rd Ed, Mosby, 1998
- Kasper et al, *Harrison's Principles of Internal Medicine*, 16th Ed, McGraw-Hill, 2005
- Despopoulos et al, *Color Atlas of Physiology*, 5th Ed, Thieme, 2003
- Silbernagl et al, *Color Atlas of Pathophysiology*, 1th En Ed, Thieme, 2000
- Stryer L, *Biochemistry*, 4th Ed, Freeman, 1995
- Champe PC, Harvey RA, *Biochemistry*, 2nd Ed, Lippincott-Raven, 1994
- Gaby AR, Wright JV, *Nutritional Therapy in Medical Practice: Reference Manual and Study Guide*, 2001 Ed, Nutrition Seminars, 2001
- Groff JL, Gropper SS, *Advanced Nutrition and Human Metabolism*, 3rd Ed, Wadsworth/Thomas Learning, 1999
- Marz RB, *Medical Nutrition from Marz*, 2nd Ed, Omni-Press, 1999
- Insel P, Turner RE, Ross D, *Nutrition*, 2002 Update, Jones and Bartlett Publishers, 2002
- Balch PA, *Prescription for Dietary Wellness*, 2nd Ed, Avery, 2003
- Pizzorno JE, Murray MT, *Textbook of Natural Medicine*, 2nd Ed, Churchill Livingstone, 1999
- Erasmus U, *Fats that Heal, Fats that Kill*, 2nd Ed, Alive Books, 1993
- Lisle DJ, Goldhamer A, *The Pleasure Trap, Mastering the Hidden Force that Undermines Health & Happiness*, 1st Ed, Healthy Living Publications, 2003
- Simontacchi CN, *The Crazy Makers: How the Food Industry Is Destroying Our Brains and Harming Our Children*, 1st Trade Ed, Tarcher, 2001
- Robins J, *Diet for a New America: How Your Food Choices Affect Your Health, Happiness and the Future of Life on Earth*, Reprint Ed, HJ Kramer, 1998
- Sears B, *The Omega Rx Zone*, 1st Ed, Reganbooks, 2002
- Rose J, *The Mood Cure*, 1st Ed, Penguin Books, 2002
- Eades MR, Eades MD, *Protein Power*, Reprint Ed, Bantam, 1997

- Smith LH, *How to Raise A Healthy Child: Medical & Nutritional Advice from America's Best-Loved Pediatrician*, 1st Ed, M. Evans and Company, 1996
- *The Patient Handouts*, Bastyr Center for Natural Health, 2002
- *The Class Notes and Handouts*, Naturopathic Medicine Department Bastyr University 1998-2002
- Brown L, *Organic Living: Simple Solutions for A Better Life*, 1st Ed, DK Adult, 2001
- Meier-Ploeger A, *Organic Farming Food Quality and Human Health*, NJF Seminar, 2005
- Robbers JE, Speedie MK, Tyler VE, *Pharmacognosy and Pharmacobiotechnology*, Rev Ed, Williams & Wilkins, 1996
- 陳拱北預防醫學基金會：《公共衛生學》，修訂版，巨流圖書，1991
- 陳華：《中醫的科學原理》，台灣初版，台灣商務印書館，1992
- 施杞、夏翔：《中國食療大全》，初版，上海科技出版社，1995
- 鄧鐵濤主編：《中醫診斷學》，初版，人民衛生出版社，1997
- 國家中醫藥管理局：《建國四十年中醫藥科技成就》，初版，中醫古籍出版社，1989

其他參考資料來源

www.doh.gov.tw/statistic/index.htm　中華民國行政院衛生署統計室

www.naturopathic.org　美國自然醫學醫師學會 (AANP)

www.aafp.org/afp　美國家庭醫師學院 (AAFP)

www.britannica.com　大英百科全書

www.pubmed.gov　美國國家醫學圖書館搜索服務

www.google.com　Google 搜索引擎

新自然主義 新醫學保健 | 新書精選目錄

序號	書名	作者	定價	頁數
1	**減重後，這些疾病都消失了！**劉博仁醫師的營養療法奇蹟⑤	劉博仁	330	224
2	**吃對保健食品②天然篇：**江守山醫師教你聰明吃對 12 大天然保健品	江守山	330	224
3	**好眼力：護眼、養眼、治眼全百科：**百大良醫陳瑩山破解眼科疑難雜症	陳瑩山	330	224
4	**筋骨關節疼痛防治全百科：**骨科專家游敬倫整合中西醫學最新對症療法	游敬倫	330	224
5	**腎臟科名醫江守山教你逆轉腎：**喝對水、慎防毒、控三高	江守山	330	280
6	**完全根治耳鼻喉疾病，眩暈、耳鳴、鼻過敏、咳嗽、打鼾：**劉博仁醫師的營養療法奇蹟	劉博仁	330	240
7	**情緒生病，身體當然好不了：**黃鼎殷醫師的心靈對話處方	黃鼎殷	330	240
8	**健檢做完，然後呢？**從自然醫學觀點，拆解數字真相，掌握對症處方，找回健康！（附 CD）	陳俊旭	350	272
9	**動動腳趾頭：**1 分鐘拉腳趾健康法	松藤文男 金井一彰	280	176
10	**挺起胸伸直背：**1 分鐘脊椎矯正健康法	酒井慎太郎	280	184
11	**顧好膝關節：**1 分鐘關節囊矯正健康法	酒井慎太郎	300	224
12	**轉轉腳踝：**1 分鐘足部穴位健康法	福辻鋭記	250	128
13	**1 分鐘治好腰痛：**50,000 人親身見證，最有效的腰痛改善法	小林敬和	280	192
14	**都是自律神經惹的禍【體重篇】：**自律神經專家郭育祥的健康瘦身必修學分	郭育祥	320	256
15	**安心好孕：**江守山醫師教你遠離毒素，健康受孕、養胎、坐月子	江守山	192	350
16	**如何挑選健康好房子【增訂版】：**江守山醫師的安心選屋指南	江守山	272	420
17	**不運動，當然會生病！【增訂版】：**游敬倫醫師的極簡運動療法	游敬倫	288	360
18	**你的聽力受損了嗎？**台灣將近 10% 人口聽力受損！	余仁方	208	220
19	**體態決定你的年齡：**黃如玉醫師的脊骨平衡超逆齡手冊	黃如玉	202	350

訂購專線：02-23925338 分機 16　　劃撥帳號：50130123　　戶名：幸福綠光股份有限公司

國家圖書館出版品預行編目資料

吃錯了，當然會生病！【暢銷紀念版】：陳俊旭博士的健康飲食寶典 / 陳俊旭著；一六版 .
—臺北市：新自然主義，幸福綠光，2018.05
面：　公分

ISBN 978-986-96117-8-7（平裝）
1. 健康飲食　2. 有機飲品　3. 生機飲食
411.3　107006761

吃錯了，當然會生病！【暢銷紀念版】

陳俊旭博士的健康飲食寶典

作　　者：陳俊旭
社　　長：洪美華
總 編 輯：蔡幼華
美術設計：陳瑀聲
責任編輯：蔡幼華、何喬
出　　版：新自然主義
　　　　　幸福綠光股份有限公司
地　　址：台北市杭州南路一段 63 號 9 樓之一
電　　話：(02) 2392-5338
傳　　真：(02) 2392-5380
網　　址：www.thirdnature.com.tw
E-mail：reader@thirdnature.com.tw

電腦排版：帛格有限公司
印　　製：中原造像股份有限公司
初　　版：2007 年 1 月（初版 11 刷）
二　　版：2007 年 3 月（二版 120 刷）
三　　版：2007 年 12 月（三版 49 刷）
四　　版：2013 年 7 月
五　　版：2017 年 1 月
六版十三刷：2024 年 8 月

郵撥帳號：50130123 幸福綠光股份有限公司
定　　價：新台幣 300 元

本書如有缺頁、破損、倒裝，請寄回更換。
ISBN 978-986-96117-8-7

總經銷：聯合發行股份有限公司
新北市新店區寶橋路 235 巷 6 弄 6 號 2 樓
電話：(02) 29178022 傳真：(02) 29156275

新自然主義 讀者回函卡

書籍名稱：《吃錯了，當然會生病！【暢銷紀念版】》

■ 請填寫後寄回，即刻成為新自然主義書友俱樂部會員，獨享很大很大的會員特價優惠（請看背面說明，歡迎推薦好友入會）

★ 如果您已經是會員，也請勾選填寫以下幾欄，以便內部改善參考，對您提供更貼心的服務

● 購書資訊來源：□逛書店　□報紙雜誌廣播　□親友介紹　□簡訊通知　□新自然主義書友　□相關網站

● 如何買到本書：□實體書店　□網路書店　□劃撥　□參與活動時　□其他

● 給本書作者或出版社的話：

■ 填寫後，請選擇最方便的方式寄回：

（1）傳真：02-23925380　（2）影印或剪下投入郵筒（免貼郵票）

（3）E-mail：reader@thirdnature.com.tw　（4）撥打02-23925338分機16，專人代填

姓名：＿＿＿＿＿＿　性別：□女 □男　生日：＿＿年＿＿月＿＿日

★ 我同意會員資料使用於出版品特惠及活動通知

手機：＿＿＿＿＿＿　電話（白天）：（　　）＿＿＿＿＿＿

傳真：（　　）＿＿＿＿＿＿　E-mail：＿＿＿＿＿＿

聯絡地址：□□□□□ ＿＿＿＿縣（市）＿＿＿＿鄉鎮區（市）

＿＿＿＿路（街）＿＿段＿＿巷＿＿弄＿＿號＿＿樓之＿＿

年齡：□16歲以下　□17-28歲　□29-39歲　□40-49歲　□50~59歲　□60歲以上

學歷：□國中及以下　□高中職　□大學/大專　□碩士　□博士

職業：□學生　□軍公教　□服務業　□製造業　□金融業　□資訊業　□傳播　□農漁牧　□家管　□自由業　□退休　□其他

寄回本卡，掌握最新出版與活動訊息，享受最周到服務

加入新自然主義書友俱樂部，可獨享：

會員福利最超值

1.購書優惠：即使只買一本，也可享受8折。消費滿500元免收運費。

2.生　日　禮：生日當月，一律只要定價75折。

3.即時驚喜回饋：（1）優先知道讀者優惠辦法及A好康活動

（2）提前接獲演講與活動通知

（3）率先得到新書新知訊息

入會辦法最簡單

請撥打02-23925338分機16專人服務；

或上網加入http://www.thirdnature.com.tw/

facebook 新自然主義

幸福綠光閱讀網

（請沿線對摺，免貼郵票寄回本公司）

□□□□□

姓名：

地址：＿＿＿市縣＿＿＿鄉鎮市區＿＿＿路街＿＿＿段

＿＿＿巷＿＿＿弄＿＿＿號＿＿＿樓之＿＿＿

廣　告　回　函
北區郵政管理局登記證 北　台　字 03569 號
免　貼　郵　票

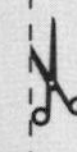

新自然主義

幸福綠光股份有限公司

GREEN FUTURES PUBLISHING CO., LTD.

地址：100台北市杭州南路一段63號9樓

電話：（02）23925338　傳真：（02）23925380

出版：新自然主義・幸福綠光

劃撥帳號：50130123　戶名：幸福綠光股份有限公司